麻醉与围术期医学丛书 Clinics Review Articles
Anesthesiology Clinics

疼痛管理

主　编　［美］佩里·G.法恩
Perry G. Fine

［美］迈克尔·A.阿什伯恩
Michael A. Ashburn

审　订　［美］李·A.弗莱舍
Lee A. Fleisher

主　译　麻伟青　李　娜

Pain
Management

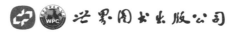

世界图书出版公司

上海·西安·北京·广州

图书在版编目(CIP)数据

疼痛管理 /（美）佩里·G. 法恩,（美）迈克尔·A. 阿什伯恩主编;麻伟青,李娜译. —上海:上海世界图书出版公司,2020.11
ISBN 978 - 7 - 5192 - 7984 - 4

Ⅰ.①疼… Ⅱ.①佩… ②迈… ③麻… ④李… Ⅲ.①疼痛—诊疗 Ⅳ.①R441.1

中国版本图书馆 CIP 数据核字(2020)第 205323 号

书　　名	疼痛管理	
	Tengtong Guanli	
主　　编	〔美〕佩里·G. 法恩　〔美〕迈克尔·A. 阿什伯恩	
审　　订	〔美〕李·A. 弗莱舍	
主　　译	麻伟青　李　娜	
责任编辑	胡　青	
装帧设计	南京展望文化发展有限公司	
出版发行	上海世界图书出版公司	
地　　址	上海市广中路 88 号 9 - 10 楼	
邮　　编	200083	
网　　址	http://www.wpcsh.com	
经　　销	新华书店	
印　　刷	杭州宏雅印刷有限公司	
开　　本	787 mm×1092 mm　1/ 16	
印　　张	11.5	
字　　数	220 千字	
印　　数	1-2500	
版　　次	2020 年 11 月第 1 版　2020 年 11 月第 1 次印刷	
版权登记	图字 09-2020-664 号	
书　　号	ISBN 978-7-5192-7984-4/R·571	
定　　价	120.00 元	

ELSEVIER

Elsevier (Singapore) Pte Ltd.

3 Killiney Road

#08 - 01 Winsland House I

Singapore 239519

Tel：(65) 6349 - 0200

Fax：(65) 6733 - 1817

主译简介

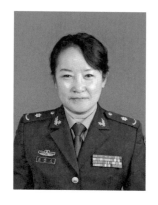

麻伟青 现任解放军联勤保障部队第 920 医院麻醉科主任，主任医师，教授，硕士研究生导师，云南省临床重点专科主任。云南省医学会麻醉分会第八届、第九届委员会主任委员，中国医师协会麻醉学医师分会第五届委员会常务委员，中华医学会麻醉分会第十二届委员会委员，全军医学科技第十届麻醉与复苏专业委员会常务委员，中华麻醉学杂志等多项专业杂志编委。获云南省科技进步二等奖、云南省科技进步三等奖、军队医疗成果三等奖共 8 项。总主编、副主编、主译、副主译、编委撰写专业书籍 6 部。获国家自然科学基金 1 项，成都军区"十二五"重点研究课题，资助研究课题共 4 项，云南省应用基础研究计划项目 5 项。

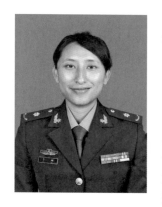

李娜 现就职于解放军联勤保障部队第 920 医院麻醉科，昆明医科大学硕士研究生导师。毕业于原第二军医大学麻醉学专业，获医学博士学位。2012 年和 2018 年获国家留学基金委全额资助赴美国哈佛大学医学院附属麻省总医院麻醉科进行研习，获博士后。现任中国医师协会麻醉学医师分会第二届青年委员会委员，云南省医学会麻醉学分会第九届委员会青年委员会副主任委员，解放军医学科技委员会第十届麻醉与复苏专业委员会青年委员。科研方向：神经病理性疼痛机制研究。主持 1 项国家自然科学基金，2 项省部级基金。共发表论文 20 篇，其中以第一作者或通讯作者身份发表 SCI 论著 6 篇，主译专著 1 部，参编参译书籍 5 部。

译者名单

主译

麻伟青（联勤保障部队第九二〇医院麻醉科）

李　娜（联勤保障部队第九二〇医院麻醉科）

副主译

魏辉明（联勤保障部队第九二〇医院麻醉科）

徐昕明（联勤保障部队第九二〇医院麻醉科）

译者（按姓氏拼音字母排序）

李　玲（联勤保障部队第九二〇医院麻醉科）

李　娜（联勤保障部队第九二〇医院麻醉科）

李治贵（联勤保障部队第九二〇医院麻醉科）

麻伟青（联勤保障部队第九二〇医院麻醉科）

王玲玲（联勤保障部队第九二〇医院麻醉科）

魏辉明（联勤保障部队第九二〇医院麻醉科）

徐昕明（联勤保障部队第九二〇医院麻醉科）

张　萍（联勤保障部队第九二〇医院麻醉科）

张淑娟（联勤保障部队第九二〇医院麻醉科）

译者序

慢性疼痛是一类严重危害人们生活质量的疾患，具有发病率高、易感人群数量庞大、病程冗长、病种繁杂、发病机制尚未明了、诊疗困难等特性，现已成为亟待深入探索的社会健康问题。慢性疼痛管理涉及面广而且复杂，随着研究的日益深入，知识更新速度明显加快。

《疼痛管理》是美国"临床综述"旗下专科杂志《麻醉学诊所》的一期专论。从临床实用角度出发，《疼痛管理》紧跟研究发展时代脉搏，精选并刊发了 10 篇最新综述，内容涉及影像技术在慢性疼痛研究中的应用进展、不同医疗场合下的疼痛管理原则，以及利用转归资料改善慢性疼痛预后等，最后还讨论了美国现行的相关监管政策。内容涵盖面广，理论结合实践，全面反映了相关专题最新进展。

有理由相信本书内容有助于指导临床医师实践工作，尤其疼痛科及麻醉科医师，重要的是，正如编辑所言，对于今后寄望于大家为其缓解疼痛、更好地生活的患者来说有所裨益；同时本书可为科研人员、研究生，以及政策制定人员快速更新知识提供参考。

由于我们的专业水平有限，翻译过程中难免有不当之处，恳请不吝指正。

麻伟青
2020 年 3 月

编写者名单

主编

佩里·G. 法恩(Perry G. Fine),医学博士
美国犹他州,盐湖城
犹他大学医学院疼痛研究中心
麻醉学系教授

迈克尔·A. 阿什伯恩(Michael A. Ashburn),医学博士/公共卫生学硕士
美国宾夕法尼亚州,费城
宾夕法尼亚大学宾州疼痛医学中心
麻醉与重症医学系教授
重症医学高级会员

审订

李·A. 弗莱舍(Lee A. Fleisher),医学博士/美国心脏病学会高级会员和美国心脏协会高级会员
美国宾夕法尼亚州,费城
宾夕法尼亚大学佩雷尔曼医学院
麻醉与重症医学科主任
医学教授

编写者

伊格纳西奥·J. 巴迪奥拉(Ignacio J. Badiola),医学博士
美国宾夕法尼亚州,费城
宾州疼痛医学中心
宾夕法尼亚大学佩雷尔曼医学院
麻醉、疼痛管理与重症医学系讲师

杰米·L. 巴拉塔(Jaime L. Baratta),医学博士
美国宾夕法尼亚州,费城

托马斯·杰弗逊大学
西德尼·基梅尔医学院
麻醉科副教授

谢恩·E. 布罗根(Shane E. Brogan),医学学士／外科学士
美国犹他州,盐湖城
犹他大学医学院
麻醉学系副教授

马丁·D. 谢特尔(Martin D. Cheatle),药学博士
美国宾夕法尼亚州,费城
宾夕法尼亚大学佩雷尔曼医学院
精神病学系成瘾研究中心

劳拉·迪因格拉(Lara Dhingra),药学博士
美国纽约州
MJHS 姑息疗法创新研究所

凯瑟琳·N. 杜恩辛(Kathryn N. Duensing),法学博士
美国加利福尼亚州,索诺拉
美国疼痛管理学会
研究员／政策分析师

西米·福斯特(Simmie Foster),医学／药学博士
美国马萨诸塞州,波士顿
柯比神经生物学中心

罗兰·M. 加拉赫(Rollin M. Gallagher),医学博士／公共卫生学硕士
美国宾夕法尼亚州,费城
宾州疼痛医学中心
疼痛政策研究与初级保健部
主任、精神病学与麻醉学系教授
米迦勒克雷申奇退役军人事务部医疗中心
美国疼痛管理项目主任

亚伦·吉尔森(Aaron M. Gilson),理学硕士/社会学硕士学位/药学博士
美国威斯康星州,麦迪逊
威斯康星州大学卡朋癌症中心
疼痛与政策研究小组研究项目
主任/高级科学家

苏珊·D. 霍(Susan D. Horn),药学博士
美国犹他州,盐湖城
犹他大学医学院人口健康科学系
健康体系创新研究部兼职教授

查尔斯·E. 因锐斯(Charles E. Inturrisi),药学博士
美国纽约州
韦尔康奈尔医学院
药理学系教授

马修·拉斯尼斯基(Matthew Lesneski),医学博士
美国新泽西州,劳雷尔山
RA疼痛服务部

肖恩·C. 麦基(Sean C. Mackey),医学/药学博士
美国加利福尼亚州,帕洛阿尔托
斯坦福大学医学院神经科学系
系统神经科学与疼痛实验室(SNAPL)主任
围术期与疼痛医学部
麻醉科Redlich教授
疼痛医学主任

凯瑟琳·T. 马图奇(Katherine T. Martucci),药学博士
美国加利福尼亚州,帕洛阿尔托
斯坦福大学医学院
围术期与疼痛医学系
麻醉科疼痛医学组博士后研究员

尼尔·迈塔(Neel Mehta),医学博士
美国纽约州
韦尔康奈尔医学院
疼痛医学系主任
麻醉学系副教授

谢尔盖·M. 莫托夫(Sergey M. Motov),医学博士
美国纽约州,布鲁克林区
迈蒙尼德医疗中心
急诊医学部

刘易斯·S. 纳尔逊(Lewis S. Nelson),医学博士
美国纽约
纽约大学医学院

亚伦·平克特(Aaron Pinkett),理学学士
美国宾夕法尼亚州,费城
宾夕法尼亚大学佩雷尔曼医学院
精神病学系成瘾研究中心

戴维·瞿(David Qu),医学博士
美国宾夕法尼亚州,查尔方特
Highpoint 疼痛与康复服务部

艾瑞克·S. 施文克(Eric S. Schwenk),医学博士
美国宾夕法尼亚州,费城
托马斯·杰弗逊大学
西德尼·基梅尔医学院
麻醉科副教授

吉尔·E. 辛德特(Jill E. Sindt),医学博士
美国犹他州,盐湖城
犹他大学医学院
麻醉学系助理教授

罗伯特·K. 威尔曼(Robert K. Twillman), 药学博士
美国加利福尼亚州, 索诺拉美
国疼痛管理学会执行主任

尤金·R. 维斯库斯(Eugene R. Viscusi), 医学博士
美国宾夕法尼亚州, 费城
托马斯·杰弗逊大学
西德尼·基梅尔医学院
麻醉科教授

琳恩·R. 韦伯斯特(Lynn R. Webster), 医学博士
美国犹他州, 盐湖城
PRA 健康科学所
科学事务部副主任

约翰·T. 温泽尔(John T. Wenzel), 医学博士
美国宾夕法尼亚州, 费城
托马斯·杰弗逊大学
西德尼·基梅尔医学院
麻醉科讲师

丽莎·R. 威特金(Lisa R. Witkin), 医学博士
美国纽约州
韦尔康奈尔医学院
疼痛医学系
麻醉学副教授

序

慢性疼痛及其管理在一个监管日趋严格的时代

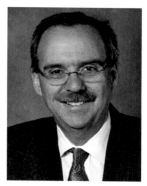

李·A. 弗莱舍,医学博士/
美国心脏病学会高级会员/
美国心脏协会高级会员

慢性疼痛是一个严重干扰患者生活质量的健康保健疾患,治疗费用高,且劳动力的损失对患者的经济也会造成巨大影响。此外,当前治疗慢性疼痛的效果不甚稳定,很多干预措施尚未通过严格的方法验证,如经结果可靠的随机对照试验验证。慢性疼痛易感人群数量庞大,尤其是退伍军人,他们当中有许多人都遭受过严重的身体和心理的双重创伤。慢性疼痛患者接受手术干预时,管理可能会非常复杂,除了那些接受过慢疼管理专门培训的医师外,大多数都不能胜任。最后,我们逐渐意识到阿片类处方药的滥用情形,美国各州、联邦政府机构和立法机构正制定方案以减少药品滥用,同时尝试拟定最佳干预措施。

法恩博士和阿什伯恩博士是本期优秀作者团队的代表。佩里·G. 法恩博士是美国犹他大学麻醉学与疼痛研究中心教授,也是疼痛管理中心的资深专家,是美国疼痛医学学会前任主席,现为疼痛治疗联盟指导委员会成员。迈克尔·A. 阿什伯恩博士是美国宾夕法尼亚大学麻醉学与危重病学教授,也是宾夕法尼亚疼痛管理中心主任,他曾是美国疼痛协会前任主席,也曾是宾夕法尼亚州联邦处方药滥用监管专家组成员。2 位教授都获得疼痛医学、临终关怀和姑息治疗的专科认证。围绕慢性疼痛管理这一复杂问题,本期杂志提供了相关理论、技术与法规的最新进展,以期对临床有所帮助。

李·A. 弗莱舍(Lee A. Fleisher),医学博士
美国心脏病学会高级会员/美国心脏协会高级会员
PA 19104,美国宾夕法尼亚州费城
云杉街 3400 号杜勒斯 680
宾夕法尼亚大学佩雷尔曼医学院
E-mail:Lee.fleisher@uphs.upenn.edu

前　言

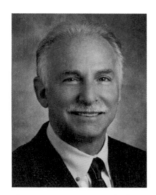

佩里·G. 法恩，医学博士

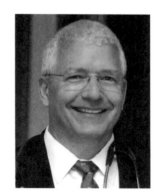

迈克尔·A. 阿什伯恩，
医学博士／公共卫生学硕士

疼痛医学作为一门独立的学科，临床实践与科研工作可追溯至 20 世纪后半叶。这门学科的"童年"并不容易，虽经历了多年的成长和发展，但并未获得认证机构、伤病员或决策者的正式认可。在人口构成（最显著的是老龄化）、文化变迁、科技进步和社会需求等诸多因素的推动下，21 世纪第 2 个 10 年，疼痛医学逐步迈入了成熟阶段。美国科学院医学研究所出版的《缓解美国疼痛：转变预防、治疗、教育和研究的蓝图》标志着疼痛医学"脱颖而出"。最近，美国健康研究院依据《蓝图》发布了《国家疼痛战略规划》，拟着重解决以下 6 大关键领域：

1. 明确慢性疼痛的范围和严重程度是一个公共健康问题。

2. 更加重视急慢性疼痛的预防。

3. 提升疼痛治疗质量，降低疼痛易感人群服务门槛。

4. 如何保障所有疼痛患者均可获得最佳疼痛管理。

5. 加强医护人员教育与培训。

6. 开展全国性疼痛科普活动，促进患者安全用药。

实现上述目标中的任何一个，都要在涉及大规模的国家公共卫生和经济问题上尽量避免"短板"——那些因各学科医师管理不当而造成不必要的痛苦和巨大的经济损失，而掌握各类疼痛预防及诊疗独到技能的麻醉医师，则应留在这一新兴的疼痛医学领域。本期《疼痛管理》提供了这方面资料。

　　在职业生涯的早期阶段,我们连同其他几个工作人员在美国的犹他州大学麻醉学系共事多年,一起建立了急性疼痛管理服务部(住院患者急性疼痛治疗)和多学科的慢性疼痛管理中心(住院、门诊癌性和非癌性患者慢性疼痛治疗)。我们都很珍惜这一机会,可以每隔几年针对当代疼痛管理的主题进行编辑,这得益于特德·斯坦利博士的支持,他将国际知名专家请到了盐湖城,作为参加全国年度会议的发言者。疼痛管理专题每隔几年就会轮到一次——我们欣然接受了将专家发言内容整理编辑成册的这一任务。通过阅读诸如"学科前沿与进展"方面的综述,临床医师、教育工作者和研究人员可迅速更新自己的知识。

　　时光飞逝,整理和出版工作已近尾声。我们怀着喜悦和一种对重逢的期待,希望作为客座编辑再次相聚。在此,谨代表客座作者及《疼痛管理》读者,最重要的是能从中获益的患者,衷心感谢弗莱舍博士交给我们这一光荣的任务,并为我们提供再次合作的机会。

　　限于篇幅,我们精选了数篇具有代表性的综述,希望能反映与疼痛相关的基础理论、神经生物学领域的进展和临床实践,涵盖了几种不同类型的医疗场景,并体现了当前政策。希望这些文章能激发大家的阅读兴趣,指导临床实践,最重要的是,对于今后寄望于你为其缓解疼痛、更好地生活的患者来说,衷心祈盼有所裨益,谨以此为序。

佩里·G. 法恩(Perry G. Fine)医学博士
UT 84109,美国犹他州盐湖城 615 Arapeen Drive 200 号
犹他大学医学院
疼痛研究中心麻醉学系
E-mail:perry.fine@hsc.utah.edu

迈克尔·A. 阿什伯恩(Michael A. Ashburn)医学博士/公共卫生学硕士
PA 19146,美国宾夕法尼亚州费城南大街 1840 号
宾夕法尼亚大学
宾州疼痛医学中心
麻醉学与重症治疗学系
E-mail:michael.ashburn@uphs.upenn.edu

目　录

随着中枢神经影像学的发展,对急/慢性疼痛的认识及其面临的挑战也随之深入。新技术的应用使人们充分认识到慢性疼痛的维持、恶化与很多脑区结构及功能变化密切相关,为今后研究及干预指明了目标靶区。本文综述了神经影像学技术在慢性疼痛研究中的应用,尤其发展迅速、应用广泛的结构/功能 MRI 技术。

疼痛是患者到急诊科(ED)就诊最常见的主诉,ED 医师有责任为其及时、高效、安全地缓解痛楚。得益于疼痛神经生物学的长足进步,已可均衡地应用各种非阿片类及阿片类药物镇痛措施;而且,阿片类处方药的使用也更为安全理性。本文综述了 ED 急慢性疼痛管理进展,并讨论了几种新型处理策略及其争议。

术后急性疼痛的管理对于降低围术期并发症与提高患者满意度都十分重要。应用阿片类药物具有潜在的不良事件风险,甚至很严重;而急性疼痛镇痛不佳又是发展为慢性疼痛的重要危险因素。对于接受手术的阿片类药耐受患者来说,权衡这两个方面无疑极具挑战性,一味增加阿片类药追求镇痛完善意味着相关不良反应同时增多。在围术期外科之家管理模式下,麻醉医师可充分协调始于术前评估并延续至出院、全面的围术期镇痛方案。

所有慢性疼痛都是由过去某一时间的急性疼痛发展而来。过去 20 年来,从首发的急性疼痛转变为慢性疼痛,对其中涉及的相关机制与危险因素的认识已取得了长足进步,为能在某一天减缓甚至终止其病生进程带来了希望。本文综述了该转变过程的研究进展,并讨论了目前在持续性术后疼痛模型上取得的具有一定防治价值的相关证据。

5. 癌性疼痛的介入疗法　　　　　　　　　　　　　　　　　　57

吉尔·E. 辛德特　谢恩·E. 布罗根

　　疼痛是肿瘤患者的一个沉重负担,尤其晚期癌痛患者。适当的介入性治疗方法可通过降低全身性阿片类药需求及其相关毒副作用有效补充传统疼痛管理措施,但利用率迄今一直不高。本文综述了常用的癌痛介入疗法方法、适应证、并发症及其疗效,包括鞘内药物输注系统、椎体强化术、腹腔神经丛、上腹下神经丛、奇神经节毁损术、影像引导下肿瘤消融术、以及其他不大常用但具有潜在益处的介入措施。

6. 慢性疼痛与阿片类药物的应用困局　　　　　　　　　　　　80

琳恩·R. 韦伯斯特

　　用于慢性癌性及非癌性疼痛的阿片类药物已卷入一场公共政策辩论中,辩论内容主要围绕其疗效及潜在的社会危害展开,如滥用、成瘾与过量致死等。阿片类处方药的应用困局在于确认谁最有可能从中获益,临床医师应如何安全地长期提供阿片类药治疗,并辨别谁将不可能受益、甚至非法流入社会。满足治疗标准的风险评估与监测,以及遵守联邦政府及州立相关管控药品法令法规至关重要。

7. 推进退伍军人疼痛管理议程　　　　　　　　　　　　　　95

罗兰·M. 加拉赫

　　退伍军人健康管理局(VHA)为离开部队的退伍军人提供医疗保健服务。多次参加军事部署与战场暴露对身心的双重创伤导致退伍军人慢性疼痛发生率和复杂程度均高于普通民众。VHA 与国防部联合制定了一套适用于损伤或疾患发作的所有场合的阶梯式疼痛管理规范。本文介绍了正处于转型中的 VHA 疼痛管理的教育、学术推广、临床实践方案和政策。

8. 慢性疼痛患者睡眠障碍的评估及其治疗　　　　　　　　117

马丁·D. 谢特尔　西米·福斯特　亚伦·平克特
马修·拉斯尼斯基　大卫·瞿　劳拉·迪因格拉

　　慢性疼痛与导致患者生活质量明显降低的各种症状密切相关,如情感抑郁、倦怠与睡眠障碍等。与疼痛并存的睡眠障碍发生率很高,当前研究结果支持睡眠与疼痛相辅相成的假设。接诊慢性疼痛患者的临床医师一般注重于缓解疼痛的处理措施上,而将睡眠障碍的评估与治疗置于次要地位甚至不处理。本文依据当前有关疼痛并存睡眠障碍的资料,概述了睡眠障碍的评估方法及改善慢性疼痛患者睡眠的药物与非药物治疗策略。

通过慢性疼痛转归数据分析总结出的诊疗标准,有助于改善治疗质量与效率。转归资料应经过验证与标准化处理,并以患者及医疗团队最低负担形式整合到当前治疗中。本文阐述了慢性疼痛门诊患者资料登记的组织与流程,旨在采集与分析数据以期提高治疗质量并共享。未来在应用移动技术、以及将患者自报转归数据整合到电子病历中的努力,有望产生全新改进的综合疼痛管理模式。

为提高人们对阿片类处方药物误用、滥用、成瘾、扩散及过量用药风险的认识,美国各州都发布了大量旨在规范疼痛医疗实践的公共政策,目前几乎每个州至少有一部强制性法规/准则。此外,尚有很多建议性指南,内容大同小异,但也有不少特色条款。本文展现了现行政策并概述了特色条文,可为政策决策者提供快速参考,也可为对政策影响感兴趣的研究人员提供指导。

1. 神经影像学技术在慢性疼痛研究中的应用

凯瑟琳·T. 马图奇[a]　肖恩·C. 麦基[b,*]

关键词

慢性疼痛·神经影像学· MRI ·静态脑网络· MVPA ·基于大脑的干预措施

关键点

- 慢性疼痛中枢神经系统结构与功能的变化并非仅局限于某个区域,而是与大脑、脑干及脊髓等多个区域有关。
- 静态功能磁共振成像(fMRI)显示,慢性疼痛时不同静态网络内各脑区功能都有所变化,包括突显网络、执行控制网络及默认模式网络。
- 多元模式分析(MVPA)是一款功能强大的新型实用工具,可在全脑水平上识别出慢性疼痛相关脑结构及功能的特征性改变,终将有助于开发基于大脑的客观疼痛标志模式,准确实现干预目标。
- 研究人员正利用神经影像学识别目标靶区技术,开发新型有效的慢性疼痛干预措施,如经颅电磁刺激、实时 fMRI 及其他基于影像疗法。

简介

美国超过 1 亿的成人患有慢性疼痛,年费用及劳动力损失达 6 000 亿美元[1]。

慢性疼痛发生发展与维持的神经机制尚未明了,但从神经影像学对慢性疼痛机制的研究进展看,有望开发出新型有效的干预措施。

声明:本文作者不涉及任何利益冲突。

基金项目: K99 DA040154、K24 DA29262 及 Redlich 疼痛研究基金。

CA 94304 - 1345,美国帕洛阿尔托阿斯特拉德罗路 1070 号 200 房疼痛医学系,斯坦福系统神经科学与疼痛实验室(SNAPL)麻醉、围术期与疼痛医学部

a、b 通讯作者: CA 94304 - 1345,美国帕洛阿尔托阿斯特拉德罗路 1070 号 200 房疼痛医学系,麻醉、围术期与疼痛医学部

* E-mail: smackey@stanford.edu

神经影像学研究表明慢性疼痛不同于急性疼痛,慢性疼痛于初始损伤后,以其自身的发展过程导致中枢神经系统(CNS)演变成一种慢性化病理状态,而成为一种慢性疾患。尽管机体其他组织系统也参与了慢性疼痛的演变过程,但神经影像学可使人们对 CNS 如何参与其中有更深入的认识[2]。

慢性疼痛采用的神经影像学研究方法

- PET
- 脑电图(EEG)
- 脑磁图(MEG)
- 单光子发射计算机体层显像技术(SPECT/CT)
- MRI

应用神经影像技术研究慢性疼痛疾患举例

- 慢性下腰痛(cLBP)[3]
- 纤维肌痛(FM)[4]
- 骨关节炎(OA)[5]
- 复杂性区域性疼痛综合征(CRPS)[6]
- 幻肢痛、慢性偏头痛[7]
- 慢性盆骨疼痛(CPP)[8,9]
- 周围神经病理性疼痛(PN)[10]

除了深入了解慢性疼痛外,神经影像学的发展尚可为人们全面理解疼痛信号正常生理与病理生理处理机制,以及疼痛相关主观体验打开一扇窗。

疼痛过程的神经影像学研究举例

- 健康志愿者急性疼痛[11]
- 动物急性疼痛[12]
- 慢性疼痛动物模型[13]

很多因素均可干扰痛体验,神经影像学通过研究相关脑区活动性变化,来了解这些因素是如何与痛感觉交互作用、又如何干扰痛感觉的。

应用神经影像技术研究疼痛调制因素举例

- 注意力[14]
- 预感[15]
- 同情[16]
- 安慰[17]
- 气功[18]
- 恐惧/焦虑[19]
- 奖赏[20]

本文着重讨论神经影像学的应用,尤其应用广泛的影像技术 MRI(见框 1 - 1);

并阐述各类慢性疼痛疾患的 CNS 变化。本文提及的"神经影像"特指脊髓、脑干及大脑的图像，周围神经影像不在本文讨论范畴。

框 1-1 MRI 方案

MRI 是广泛用于慢性疼痛研究中的一种神经影像工具，它利用强磁场环境下的射频脉冲获得高空间分辨率的组织结构图像，随着磁共振多参数成像技术的发展，已可以其测量很多大脑结构与活动的细微变化。

基于体素的形态测量（VBM）、皮质厚度分析：测量脑灰质的密度及分布。

扩散张量成像（DTI）、功能性各向异性分析：测量脑白质的密度及分布。

功能磁共振成像（fMRI）：通过测量大脑血氧水平的变化（又称 BOLD 信号）来间接反映脑组织活动情形[21]。

磁共振波谱分析：测量脑组织代谢产物的相对浓度[22]。

动脉自旋标记 fMRI：利用动脉血中磁标记水质子作为内源性示踪剂来测量全脑与局部脑血流变化[23]。

神经影像技术可采集慢性疼痛患者静息、执行各项任务、干预及手术状态下的图像数据。

非静息状态下的神经影像举例

- 物理刺激
  - 热痛
  - 压痛
  - 机体（如肢体）运动引起的疼痛
- 任务
  - 显示情绪影像
  - 工作记忆任务
  - 决策任务

引自参考文献[21-23]。

结构与功能基础

疼痛处理过程的基本顺序及相关脑区

1. 伤害性刺激触发周围神经信号。传递伤害性信号的周围神经如下：
- Aδ 纤维：传递刺激后即刻感受到的"初级痛觉"信号，如刺痛、锐痛。
- C 纤维：传递刺激后 1～2 秒感受到的"次级痛觉"信号，如钝痛、酸痛、搏动性疼痛[24]。
2. 信号传入脊髓后角周围神经纤维突触处。
3. 脊髓水平中间神经元进行抑制性/兴奋性调制。
4. 次级脊髓投射神经元传递伤害性信号至脑干区域，含延髓腹侧及中脑导水管周围灰质（PAG）。

5. 伤害性信号经脑干再次调制上传至丘脑。

6. 由丘脑上传至大脑皮质,经皮质将伤害性信号识别为痛感觉。

7. 大脑皮质很多区域都参与了疼痛信号的处理过程,包括初级躯体感觉皮质、次级躯体感觉皮质、岛叶皮质、前额叶皮质、运动皮质[25]。

对于慢性疼痛来说,上述过程可逐级上调疼痛信号,而导致"中枢敏化"状态[26],结果:

- 炎症及皮肤上已致敏的感受器产生经周围神经传入的伤害性信号增多或异常
- 脊髓及脑干水平抑制性和/或兴奋性程度降低甚至缺失

慢性疼痛的发生发展与疼痛调制、中枢敏化密切相关,神经影像技术可无创测量由此引起的脊髓、脑干及大脑的活动性变化[27]。而且,神经影像学家历来都重视探寻慢性疼痛相关结构与活动性改变的关键脑区,特定脑区的识别为未来干预靶区的选择奠定了基础。

业已明确很多脑区在慢性疼痛中都起重要作用,功能上这些脑区主要涉及感觉、运动、情感、情绪等疼痛信息的处理,以及进行高级整合的皮质。

影像学所见

脑区域性结构改变

借助 VBM[28]与皮质厚度分析方法,很多研究观察了常见慢性疼痛宿主大脑结构的变化[29],包括 cLBP[3,30]、FM[31]、颞颌关节病变(TMD)[20]、CRPS[6]、偏头痛[32]、慢性内脏痛[如肠激惹综合征(IBS)][33],注意到皮质厚度与灰质密度有增也有减;近期研究主要集中于 CRPS、膝关节炎与 cLBP 患者灰质变化[34],总体上,灰质变化明显的脑区多见:

- 躯体感觉与运动皮质
- 岛叶皮质
- 丘脑及基底节等皮质下区域
- 顶叶皮质
- 前额叶皮质(PFC)
- 杏仁核与海马

灰质改变多体现在区域性灰质密度降低,这种降低不能排除年龄相关性灰质萎缩[35],但还是有不少研究显示慢性疼痛时区域性灰质密度增减不一[20],显然,主要原因尚不明确,尚不清楚结构上的差异是否先前已经存在,换言之,正是因这种差异才使得患者易感慢性疼痛;还是因慢性疼痛引起了灰质密度变化,譬如,疼痛带来的应激导致密度发生改变。

区域性灰质变化在功能上是否与慢性疼痛的维持有关尚不明了。灰质结构上的差异既有可能为慢性疼痛所特有,也有可能系慢性疼痛常见并发症及其他干扰因素所致,如抑郁、睡眠障碍或药物应用等。一项有关 FM 患者脑结构性变化的荟萃分析表明,抑郁评分高的患者多数存在灰质改变[36],不过,灰质变化不大可能源自抑郁症,因为极少并发抑郁症的 cLBP 患者也有类似变化情形[3]。

通过神经影像技术 DTI 及各向异性分析等方法,很多慢性疼痛研究也观察到了脑白质结构的变化,这些变化反映出在结构上各脑区之间联结的完整性。TMD[37]、IBS[38] 与 CPP[39] 等多种慢性疼痛均存在白质改变。

近期研究直接同时测定了 CRPS[40] 与 FM[41,42] 患者脑灰/白质的变化,增进了人们对慢性疼痛患者脑灰/白质变化关系的了解。

脑区域性功能变化

在慢性疼痛神经影像学研究中,通常都测量宿主面对各类刺激时功能性脑活动变化,如疼痛、情绪改变、认知任务、应激或患者处于持续疼痛状态时。与上述脑区域性结构改变相对应的是,相应脑区也呈现出功能性活动变化[43-47]。

与急性疼痛类似,很多脑区在慢性疼痛中起到了功能性作用[48]。大量慢性疼痛宿主功能性神经影像学研究一致性指向以下 CNS 关键区域:

初级躯体感觉皮质与岛叶后皮质:

- 与疼痛程度编码相关的代表性区域
- 对伤害性刺激呈现活动性响应(一般为增强)
- 在 cLBP、FM、CPP 及 CRPS 中已观察到[49]
- 反映慢性疼痛的强度变化

次级躯体感觉皮质(SII):

- 高级感觉处理与整合区域
- 已观察到此区结构改变与功能变化[50]

初级运动皮质、运动前区皮质和辅助性运动区:

- 运动处理及移动准备区域
- 已观察 CPP 患者此区结构改变与功能变化[9,51]
- 慢性疼痛中大脑感觉与运动处理过程密切相关区域

小脑:

- 常见功能性变化报道,但文献鲜有提及
- 可能与慢性疼痛的感觉、运动和情绪加工有关[52]

PFC：

- 涉及正中、背外侧、眶额部 PFC[53]
- 疼痛认知加工与认知抑制的高级整合区域
- 认知加工与慢性疼痛相关性的调制区域[54]

顶叶皮质：

- 涉及颞顶叶交界、楔前叶、扣带回后皮质
- 涉及反思、思维飘逸、自我参照等思维的加工区域[55]
- 慢性疼痛时此区功能变化可反映思维过程与痛体验整合处理增强

岛叶前皮质[56]与扣带回前皮质[57]：

- 疼痛情感加工相关区域（如不愉悦、负面情感）
- 慢性疼痛时此区功能有变化[58]

杏仁核[59]与海马[60]：

- 涉及情绪、恐惧和记忆加工区域
- 慢性疼痛心理变化相关区域，包括恐惧与情绪变化加工
- 情绪变化处理与大脑结构/功能改变呈正相关[61]

皮质下、中脑与脑干区：

- 功能变化反映伤害性信息脑回路与调制方式的改变
- 丘脑病变与中枢痛[62]及其他慢性疼痛的丘脑活动性改变有关
- 基底节区域[63]
- 中脑区域（含腹侧被盖区）[64,65]，奖赏/惩罚机制与多巴胺功能变化

脑干区：

- PAG[66]反映对疼痛的调控减弱[67]
- 体积小、结构复杂、功能变异大，研究有限

脊髓：

- 通过电生理技术已观察到慢性疼痛动物模型的脊髓活动性变化
- 健康志愿者颈髓 MRI 表现[68,69]
- 随着技术进步，此区域对慢性疼痛研究十分有帮助[70]

基于网络的脑功能变化

静态 fMRI 研究的是各个脑区或"网络"之间的活动性相互关系，一个网络内各脑区的交互活动关系反映了各脑区在功能上的相互联结性[71]。静态 fMRI 于宿主静息状态下采集活动数据，可反映大脑在自然状态下的活动情形，因不存在额外感觉刺激或认知刺激，而适用于慢性疼痛患者。功能上的联结性即相互关系，是通过测定自然状态下各脑区低频振动的相关性来反映，有差异性变化就意味着慢性疼痛宿主静态脑活动发生了改变[72]。慢性疼痛时很多静态网络均

显示出功能联结性加强或减弱[73]，包括默认模式网络（DMN，静息时较活跃)[74]、突显网络与执行控制网络(感觉刺激或执行任务时较活跃)、感觉运动网络(感觉/运动处理相关脑区)，慢性疼痛状态下 DMN 变化也得到了动脉自旋标记 fMRI 的证实[75]。

cLBP 患者 DMN 功能联结性有所减弱，尤其内侧 PFC、扣带回后皮质、杏仁核等脑区明显[76]；而 FM 患者 DMN 与执行注意网络功能联结性有所加强[77]，以 DMN 与岛叶皮质间较突出，提示 FM 状态下各脑区间的相互关系已发生改变[77]，别的研究也证实了岛叶皮质与其他大脑皮质间的上述变化关系[78]。慢性疼痛患者低频振动相关性的变化也在以下脑区观察到：初级躯体感觉皮质、辅助性运动区、背外侧 PFC、杏仁核[79]。CRPS 患者 DMN 功能联结性有所减弱，但感觉/运动及其他疼痛处理相关脑区却有所加强[80]。CPP 患者静态活动性变化体现在感觉/运动脑区[81]及 DMN 内[82]。此外，慢性偏头痛及糖尿病性神经痛患者联结性的改变表现在脑干[83]、基底节区[84]、前额与颞叶皮质[85,86]。

神经影像学数据的多元模式分析

多元模式分析(MVPA)系利用仪器学习技术来分析神经影像学大数据包的一种理想实用工具[87]。MVPA 可识别不同类型慢性疼痛患者大脑结构与功能的特征性改变(相当于该类慢性疼痛的标志模式)，一旦识别出来，即可依据同类慢性疼痛标志的相似性将具体患者归类(如健康或慢性疼痛病例)[88]。MVPA 已可识别健康志愿者急性疼痛相关脑变化[11]，能根据脑结构改变从"健康"志愿者中挑出慢性疼痛患者[3,9]。

MVPA 是有价值的神经影像诊断及预测工具。依据患者大脑结构及活动模式，可预测患者预后并制定适宜的治疗措施(图 1-1)。总之，MVPA 大大提高了慢性疼痛患者神经影像学资料的临床利用率，并有助于准确实现疼痛干预目标，是一款功能强大的新型实用工具。

慢性疼痛神经影像学纵向研究十分有限

迄今，慢性疼痛神经影像学研究多数都属于截面的横向研究，很难从观察到的功能及结构改变推测出因果关系。纵向研究因其从慢性疼痛起病开始追踪，潜在的因果关系较直观。近期已见有 cLBP 及 IBS 纵向研究报道[89,90]，cLBP 患者脑白质变化过程与其亚急性疼痛转为慢性疼痛的进程相吻合[91]，有效的治疗措施甚至可逆转部分大脑改变[92]，如心理疏导[93]，由此可见，慢性疼痛 CNS 变化虽多，但可能并不是永久性改变，治疗得当不但缓解疼痛，尚有可能恢复到正常脑结构与功能(见框 1-2)。

框 1-2   基于神经影像学的干预措施

慢性疼痛治疗方面的实时神经反馈性研究不少[94,95]，其他类型研究及临床试验不多。

脑深部与运动皮质刺激是一种有创干预措施，仅适用于严重、难治性慢性疼痛患者，最可能获益患者的选择工具尚处开发中[96]，当前采用的适应性模型[97]及脑靶区[98]技术有可能触发很多下游响应。

经颅电磁刺激（TMS）是一种可减轻慢性疼痛症状的无创介入疗法，临床试验表明疼痛缓解从数天至数周不等[99]。TMS 今后研究方向应为如何更好地识别目标脑区及其操作规范（如具体参数及治疗频次）。

未来应用神经影像学干预慢性疼痛的新进展，包括利用皮质脑电图开发大脑-计算机治疗系统及可视反馈技术，后者可能有助于幻肢痛的治疗[100]。

引自参考文献[94-100]。

小结

神经影像学研究为探索中枢处理疼痛信息机制打开了一扇窗。当前研究主要集中于常见慢性疼痛疾患，如 cLBP、FM、神经性疼痛、TMD 等，经反复证实，多数慢性疼痛都伴有泛发性大脑结构病理改变与功能变化，据此不再认为慢性疼痛是一种单纯的心理表现。

大量相互印证的神经影像学研究表明，慢性疼痛与大脑变化机制密切相关，且涉及处理痛感觉、运动、认知、动机、记忆、情绪及恐惧等过程的多个脑区。慢性疼痛患者的临床处理难题依然是痛体验的个体差异，患者的病理状况各不相同。今后神经影像学研究应侧重于进一步阐明慢性疼痛脑变化机制，以及开发基于神经影像的新型干预策略。

（李玲   翻译   魏辉明   审校）

参考文献

［1］   IOM. Relieving pain in America：a blueprint for transforming prevention，care，education，and research. Washington，DC：IOM；2011.

［2］   Mackey SC. Central neuroimaging of pain. J Pain 2013；14（4）：328-331.

［3］   Ung H，Brown JE，Johnson KA，et al. Multivariate classification of structural MRI data detects chronic low back pain. Cereb Cortex 2014；24（4）：1037-1044.

［4］   Staud R. Brain imaging in fibromyalgia syndrome. Clin Exp Rheumatol 2011；29（6 Suppl 69）：S109-117.

［5］   Howard MA，Sanders D，Krause K，et al. Alterations in resting-state regional cerebral blood flow demonstrate ongoing pain in osteoarthritis：an arterial spin-labeled magnetic resonance imaging study. Arthritis Rheum 2012; 64(12): 3936 - 3946.

[6] Barad MJ, Ueno T, Younger J, et al. Complex regional pain syndrome is associated with structural abnormalities in pain-related regions of the human brain. J Pain 2014; 15(2): 197 - 203.

[7] Chiapparini L, Ferraro S, Grazzi L, et al. Neuroimaging in chronic migraine. Neurol Sci 2010; 31(Suppl 1): S19 - 22.

[8] Farmer MA, Chanda ML, Parks EL, et al. Brain functional and anatomical changes in chronic prostatitis/chronic pelvic pain syndrome. J Urol 2011; 186(1): 117 - 124.

[9] Bagarinao E, Johnson KA, Martucci KT, et al. Preliminary structural MRI based brain classification of chronic pelvic pain: a MAPP network study. Pain 2014; 155(12): 2502 - 2509.

[10] Moisset X, Bouhassira D. Brain imaging of neuropathic pain. Neuroimage 2007; 37(Suppl 1): S80 - 88.

[11] Brown JE, Chatterjee N, Younger J, et al. Towards a physiology-based measure of pain: patterns of human brain activity distinguish painful from non-painful thermal stimulation. PLoS One 2011; 6(9): e24124.

[12] Jeffrey-Gauthier R, Guillemot JP, Piche M. Neurovascular coupling during nociceptive processing in the primary somatosensory cortex of the rat. Pain 2013; 154(8): 1434 - 1441.

[13] Thompson SJ, Millecamps M, Aliaga A, et al. Metabolic brain activity suggestive of persistent pain in a rat model of neuropathic pain. Neuroimage 2014; 91: 344 - 352.

[14] Lawrence JM, Hoeft F, Sheau KE, et al. Strategy-dependent dissociation of the neural correlates involved in pain modulation. Anesthesiology 2011; 115(4): 844 - 851.

[15] Fairhurst M, Wiech K, Dunckley P, et al. Anticipatory brainstem activity predicts neural processing of pain in humans. Pain 2007; 128(1 - 2): 101 - 110.

[16] Ochsner KN, Zaki J, Hanelin J, et al. Your pain or mine? Common and distinct neural systems supporting the perception of pain in self and others. Soc Cogn Affect Neurosci 2008; 3(2): 144 - 160.

[17] Watson A, El-Deredy W, Iannetti GD, et al. Placebo conditioning and placebo analgesia modulate a common brain network during pain anticipation and perception. Pain 2009; 145 (1 - 2): 24 - 30.

[18] Zeidan F, Martucci KT, Kraft RA, et al. Brain mechanisms supporting the modulation of pain by mindfulness meditation. J Neurosci 2011; 31(14): 5540 - 5548.

[19] Ochsner KN, Ludlow DH, Knierim K, et al. Neural correlates of individual differences in pain-related fear and anxiety. Pain 2006; 120(1 - 2): 69 - 77.

[20] Younger JW, Shen YF, Goddard G, et al. Chronic myofascial temporomandibular pain is associated with neural abnormalities in the trigeminal and limbic systems. Pain 2010; 149(2): 222 - 228.

[21] Logothetis NK. The underpinnings of the BOLD functional magnetic resonance imaging signal. J Neurosci 2003; 23(10): 3963 - 3971.

[22] Widerstrom-Noga E, Pattany PM, Cruz-Almeida Y, et al. Metabolite concentrations in the anterior cingulate cortex predict high neuropathic pain impact after spinal cord injury. Pain 2013; 154(2): 204 - 212.

[23] Williams DS. Quantitative perfusion imaging using arterial spin labeling. Methods Mol Med 2006; 124: 151 - 173.

[24] Price DD, Hu JW, Dubner R, et al. Peripheral suppression of first pain and central summation of second pain evoked by noxious heat pulses. Pain 1977; 3(1): 57 - 68.

[25] Willis WD, Westlund KN. Neuroanatomy of the pain system and of the pathways that

modulate pain. J Clin Neurophysiol 1997; 14(1): 2 - 31.

[26] Latremoliere A, Woolf CJ. Central sensitization: a generator of pain hypersensitivity by central neural plasticity. J Pain 2009; 10(9): 895 - 926.

[27] Woolf CJ. Central sensitization: implications for the diagnosis and treatment of pain. Pain 2011; 152(3 Suppl): S2 - 15.

[28] Ashburner J, Friston KJ. Voxel-based morphometry — the methods. Neuroimage 2000; 11(6 Pt 1): 805 - 821.

[29] Chung MK, Worsley KJ, Robbins S, et al. Deformation-based surface morphometry applied to gray matter deformation. Neuroimage 2003; 18(2): 198 - 213.

[30] Schmidt-Wilcke T, Leinisch E, Ganssbauer S, et al. Affective components and intensity of pain correlate with structural differences in gray matter in chronic back pain patients. Pain 2006; 125(1 - 2): 89 - 97.

[31] Kuchinad A, Schweinhardt P, Seminowicz DA, et al. Accelerated brain gray matter loss in fibromyalgia patients: premature aging of the brain? J Neurosci 2007; 27(15): 4004 - 4007.

[32] Schmidt-Wilcke T, Ganssbauer S, Neuner T, et al. Subtle grey matter changes between migraine patients and healthy controls. Cephalalgia 2008; 28(1): 1 - 4.

[33] Davis KD, Pope G, Chen J, et al. Cortical thinning in IBS: implications for homeostatic, attention, and pain processing. Neurology 2008; 70(2): 153 - 154.

[34] Baliki MN, Schnitzer TJ, Bauer WR, et al. Brain morphological signatures for chronic pain. PLoS One 2011; 6(10): e26010.

[35] May A. Chronic pain may change the structure of the brain. Pain 2008; 137(1): 7 - 15.

[36] Smallwood RF, Laird AR, Ramage AE, et al. Structural brain anomalies and chronic pain: a quantitative meta-analysis of gray matter volume. J Pain 2013; 14(7): 663 - 675.

[37] Moayedi M, Weissman-Fogel I, Salomons TV, et al. White matter brain and trigeminal nerve abnormalities in temporomandibular disorder. Pain 2012; 153(7): 1467 - 1477.

[38] Ellingson BM, Mayer E, Harris RJ, et al. Diffusion tensor imaging detects microstructural reorganization in the brain associated with chronic irritable bowel syndrome. Pain 2013; 154(9): 1528 - 1541.

[39] Farmer MA, Huang L, Martucci K, et al. Brain white matter abnormalities in female interstitial cystitis/bladder pain syndrome: a MAPP network neuroimaging study. J Urol 2015; 194(1): 118 - 126.

[40] Geha PY, Baliki MN, Harden RN, et al. The brain in chronic CRPS pain: abnormal gray-white matter interactions in emotional and autonomic regions. Neuron 2008; 60(4): 570 - 581.

[41] Lutz J, Jager L, De Quervain D, et al. White and gray matter abnormalities in the brain of patients with fibromyalgia: a diffusion-tensor and volumetric imaging study. Arthritis Rheum 2008; 58(12): 3960 - 3969.

[42] Luerding R, Weigand T, Bogdahn U, et al. Working memory performance is correlated with local brain morphology in the medial frontal and anterior cingulate cortex in fibromyalgia patients: structural correlates of pain-cognition interaction. Brain 2008; 131(Pt 12): 3222 - 3231.

[43] Jensen KB, Srinivasan P, Spaeth R, et al. Overlapping structural and functional brain changes in patients with long-term exposure to fibromyalgia pain. Arthritis Rheum 2013; 65(12): 3293 - 3303.

[44] Derbyshire SW, Jones AK, Creed F, et al. Cerebral responses to noxious thermal stimulation in chronic low back pain patients and normal controls. Neuroimage 2002; 16(1): 158 - 168.

[45] Glass JM, Williams DA, Fernandez-Sanchez ML, et al. Executive function in chronic pain

patients and healthy controls: different cortical activation during response inhibition in fibromyalgia. J Pain 2011; 12(12): 1219 - 1229.

[46] Vachon-Presseau E, Martel MO, Roy M, et al. Acute stress contributes to individual differences in pain and pain-related brain activity in healthy and chronic pain patients. J Neurosci 2013; 33(16): 6826 - 6833.

[47] Baliki MN, Chialvo DR, Geha PY, et al. Chronic pain and the emotional brain: specific brain activity associated with spontaneous fluctuations of intensity of chronic back pain. J Neurosci 2006; 26(47): 12165 - 12173.

[48] Apkarian AV, Bushnell MC, Treede RD, et al. Human brain mechanisms of pain perception and regulation in health and disease. Eur J Pain 2005; 9(4): 463 - 484.

[49] Vartiainen N, Kirveskari E, Kallio-Laine K, et al. Cortical reorganization in primary somatosensory cortex in patients with unilateral chronic pain. J Pain 2009; 10(8): 854 - 859.

[50] Rodriguez-Raecke R, Ihle K, Ritter C, et al. Neuronal differences between chronic low back pain and depression regarding long-term habituation to pain. Eur J Pain 2014; 18(5): 701 - 711.

[51] Kutch JJ, Yani MS, Asavasopon S, et al. Altered resting state neuromotor connectivity in men with chronic prostatitis/chronic pelvic pain syndrome: a MAPP: research network neuro-imaging study. Neuroimage Clin 2015; 8: 493 - 502.

[52] Moulton EA, Elman I, Pendse G, et al. Aversion-related circuitry in the cerebellum: responses to noxious heat and unpleasant images. J Neurosci 2011; 31(10): 3795 - 3804.

[53] Bechara A, Damasio H, Damasio AR. Emotion, decision making and the orbitofrontal cortex. Cereb Cortex 2000; 10(3): 295 - 307.

[54] Weissman-Fogel I, Moayedi M, Tenenbaum HC, et al. Abnormal cortical activity in patients with temporomandibular disorder evoked by cognitive and emotional tasks. Pain 2011; 152(2): 384 - 396.

[55] Kucyi A, Salomons TV, Davis KD. Mind wandering away from pain dynamically engages antinociceptive and default mode brain networks. Proc Natl Acad Sci U S A 2013; 110(46): 18692 - 18697.

[56] Gu X, Gao Z, Wang X, et al. Anterior insular cortex is necessary for empathetic pain perception. Brain 2012; 135(Pt 9): 2726 - 2735.

[57] Rainville P, Duncan GH, Price DD, et al. Pain affect encoded in human anterior cingulate but not somatosensory cortex. Science 1997; 277(5328): 968 - 971.

[58] Noll-Hussong M, Otti A, Wohlschlaeger AM, et al. Neural correlates of deficits in pain-related affective meaning construction in patients with chronic pain disorder. Psychosom Med 2013; 75(2): 124 - 136.

[59] Simons LE, Moulton EA, Linnman C, et al. The human amygdala and pain: evidence from neuroimaging. Hum Brain Mapp 2014; 35(2): 527 - 538.

[60] Aoki Y, Inokuchi R, Suwa H. Reduced N-acetylaspartate in the hippocampus in patients with fibromyalgia: a meta-analysis. Psychiatry Res 2013; 213(3): 242 - 248.

[61] Barke A, Baudewig J, Schmidt-Samoa C, et al. Neural correlates of fear of movement in high and low fear-avoidant chronic low back pain patients: an eventrelated fMRI study. Pain 2012; 153(3): 540 - 552.

[62] Nandi D, Liu X, Joint C, et al. Thalamic field potentials during deep brain stimulation of periventricular gray in chronic pain. Pain 2002; 97(1 - 2): 47 - 51.

[63] Baliki MN, Geha PY, Fields HL, et al. Predicting value of pain and analgesia: nucleus accumbens response to noxious stimuli changes in the presence of chronic pain. Neuron 2010; 66(1): 149 - 160.

[64] Loggia ML, Berna C, Kim J, et al. Disrupted brain circuitry for pain-related reward/punishment in fibromyalgia. Arthritis Rheum 2014; 66(1): 203 - 212.

[65] Wood PB. Stress and dopamine: implications for the pathophysiology of chronic widespread pain. Med Hypotheses 2004; 62(3): 420 - 424.

[66] Berman SM, Naliboff BD, Suyenobu B, et al. Reduced brainstem inhibition during anticipated pelvic visceral pain correlates with enhanced brain response to the visceral stimulus in women with irritable bowel syndrome. J Neurosci 2008; 28(2): 349 - 359.

[67] Heinricher MM, Tavares I, Leith JL, et al. Descending control of nociception: specificity, recruitment and plasticity. Brain Res Rev 2009; 60(1): 214 - 225.

[68] Nash P, Wiley K, Brown J, et al. Functional magnetic resonance imaging identifies somatotopic organization of nociception in the human spinal cord. Pain 2013; 154(6): 776 - 781.

[69] Summers PE, Ferraro D, Duzzi D, et al. A quantitative comparison of BOLD fMRI responses to noxious and innocuous stimuli in the human spinal cord. Neuroimage 2010; 50(4): 1408 - 1415.

[70] Summers PE, Iannetti GD, Porro CA. Functional exploration of the human spinal cord during voluntary movement and somatosensory stimulation. Magn Reson Imaging 2010; 28(8): 1216 - 1224.

[71] Fox MD, Snyder AZ, Vincent JL, et al. The human brain is intrinsically organized into dynamic, anticorrelated functional networks. Proc Natl Acad Sci U S A 2005; 102(27): 9673 - 9678.

[72] Fox MD, Raichle ME. Spontaneous fluctuations in brain activity observed with functional magnetic resonance imaging. Nat Rev Neurosci 2007; 8(9): 700 - 711.

[73] Smith SM, Fox PT, Miller KL, et al. Correspondence of the brain's functional architecture during activation and rest. Proc Natl Acad Sci U S A 2009; 106(31): 13040 - 13045.

[74] Greicius MD, Krasnow B, Reiss AL, et al. Functional connectivity in the resting brain: a network analysis of the default mode hypothesis. Proc Natl Acad Sci U S A 2003; 100(1): 253 - 258.

[75] Loggia ML, Kim J, Gollub RL, et al. Default mode network connectivity encodes clinical pain: an arterial spin labeling study. Pain 2013; 154(1): 24 - 33.

[76] Baliki MN, Geha PY, Apkarian AV, et al. Beyond feeling: chronic pain hurts the brain, disrupting the default-mode network dynamics. J Neurosci 2008; 28(6): 1398 - 1403.

[77] Napadow V, Lacount L, Park K, et al. Intrinsic brain connectivity in fibromyalgia is associated with chronic pain intensity. Arthritis Rheum 2010; 62(8): 2545 - 2455.

[78] Cifre I, Sitges C, Fraiman D, et al. Disrupted functional connectivity of the pain network in fibromyalgia. Psychosom Med 2012; 74(1): 55 - 62.

[79] Kim JY, Kim SH, Seo J, et al. Increased power spectral density in resting-state pain-related brain networks in fibromyalgia. Pain 2013; 154(9): 1792 - 1797.

[80] Bolwerk A, Seifert F, Maihofner C. Altered resting-state functional connectivity in complex regional pain syndrome. J Pain 2013; 14(10): 1107 - 15.e8.

[81] Kilpatrick LA, Kutch JJ, Tillisch K, et al. Alterations in resting state oscillations and connectivity in sensory and motor networks in women with interstitial cystitis/painful bladder syndrome. J Urol 2014; 192(3): 947 - 955.

[82] Martucci KT, Shirer WR, Bagarinao E, et al. The posterior medial cortex in urologic chronic pelvic pain syndrome: detachment from default mode network — a resting-state study from the MAPP Research Network. Pain 2015; 156(9): 1755 - 1764.

[83] Mainero C, Boshyan J, Hadjikhani N. Altered functional magnetic resonance imaging

resting-state connectivity in periaqueductal gray networks in migraine. Ann Neurol 2011; 70(5): 838 - 845.

[84] Yuan K, Zhao L, Cheng P, et al. Altered structure and resting-state functional connectivity of the basal ganglia in migraine patients without aura. J Pain 2013; 14(8): 836 - 844.

[85] Schwedt TJ, Larson-Prior L, Coalson RS, et al. Allodynia and descending pain modulation in migraine: a resting state functional connectivity analysis. Pain Med 2014; 15(1): 154 - 165.

[86] Cauda F, D'agata F, Sacco K, et al. Altered resting state attentional networks in diabetic neuropathic pain. J Neurol Neurosurg Psychiatry 2010; 81(7): 806 - 811.

[87] Orru G, Pettersson-Yeo W, Marquand AF, et al. Using support vector machine to identify imaging biomarkers of neurological and psychiatric disease: a critical review. Neurosci Biobehav Rev 2012; 36(4): 1140 - 1152.

[88] Iuculano T, Rosenberg-Lee M, Supekar K, et al. Brain organization underlying superior mathematical abilities in children with autism. Biol Psychiatry 2014; 75(3): 223 - 330.

[89] Hashmi JA, Baliki MN, Huang L, et al. Shape shifting pain: chronification of back pain shifts brain representation from nociceptive to emotional circuits. Brain 2013; 136(Pt 9): 2751 - 2768.

[90] Naliboff BD, Berman S, Suyenobu B, et al. Longitudinal change in perceptual and brain activation response to visceral stimuli in irritable bowel syndrome patients. Gastroenterology 2006; 131(2): 352 - 365.

[91] Mansour AR, Baliki MN, Huang L, et al. Brain white matter structural properties predict transition to chronic pain. Pain 2013; 154(10): 2160 - 2168.

[92] Seminowicz DA, Wideman TH, Naso L, et al. Effective treatment of chronic low back pain in humans reverses abnormal brain anatomy and function. J Neurosci 2011; 31(20): 7540 - 7550.

[93] Jensen KB, Kosek E, Wicksell R, et al. Cognitive Behavioral Therapy increases pain-evoked activation of the prefrontal cortex in patients with fibromyalgia. Pain 2012; 153(7): 1495 - 1503.

[94] Decharms RC, Maeda F, Glover GH, et al. Control over brain activation and pain learned by using real-time functional MRI. Proc Natl Acad Sci U S A 2005; 102(51): 18626 - 18631.

[95] Chapin H, Bagarinao E, Mackey S. Real-time fMRI applied to pain management. Neurosci Lett 2012; 520(2): 174 - 181.

[96] Baron R, Backonja MM, Eldridge P, et al. Refractory Chronic Pain Screening Tool (RCPST): a feasibility study to assess practicality and validity of identifying potential neurostimulation candidates. Pain Med 2014; 15(2): 281 - 291.

[97] Schultz DM, Webster L, Kosek P, et al. Sensor-driven position-adaptive spinal cord stimulation for chronic pain. Pain Physician 2012; 15(1): 1 - 12.

[98] Garcia-Larrea L, Peyron R. Motor cortex stimulation for neuropathic pain: from phenomenology to mechanisms. Neuroimage 2007; 37(Suppl 1): S71 - 79.

[99] Lefaucheur JP, Hatem S, Nineb A, et al. Somatotopic organization of the analgesic effects of motor cortex rTMS in neuropathic pain. Neurology 2006; 67(11): 1998 - 2004.

[100] Walter A, Naros N, Roth A, et al. A brain-computer interface for chronic pain patients using epidural ECoG and visual feedback. Proceedings of the 2012 IEEE 12th International Conference on Bioinformatics & Bioengineering (BIBE), Larnaca, Cyprus, November 11 - 13, 2012.

2. 急诊科疼痛管理的新理念与争议

谢尔盖·M. 莫托夫[a,*]　刘易斯·S. 纳尔逊[b]

关键词

急性疼痛 • 慢性疼痛 • 急诊科 • 疼痛管理 • 阿片类药物 • 非阿片类镇痛药物

关键点

- 肠外途径给予阿片类药物，不论初始方案如何，镇痛效果满意的关键在于滴定。
- 乙酰氨基酚静脉注射（IV）应用的最大局限性在于较口服制剂贵近百倍，即便在缓解疼痛上略有改善，推荐它也有失公允。
- 亚麻醉量氯胺酮静脉注射无论单独应用还是与阿片类药复合使用，均可有效缓解急性疼痛，但其轻微、一过性不良反应发生率相对高。
- 通道/酶/受体靶向镇痛方法与非阿片类药物镇痛措施联合应用，利于扩大后者适用范围，并有助于更精准地应用阿片类药物。
- 慢性疼痛安全有效的理想管理路径应强调：准确评估阿片类药物滥用风险及安全性；让患者一并参与、仔细权衡所有镇痛药的风险获益比。

简介

急诊科（ED）就诊患者最常见的主诉是疼痛，占 45%～75%[1]，既有急性、自限性疼痛，也有慢性疼痛，这就要求急诊医师（EP）应充分掌握各类疼痛管理技能，否则处理不善可致严重的行为、社会及生理功能障碍。急诊医师历来在应用镇痛药上较为开放，尤其阿片类药物，他们认为若不这样，可致治疗欠佳、"镇痛不良"[2]。与此同时也应看到，应用阿片类药物控制急慢性非癌性疼痛，用量越

a NY11219，美国纽约，布鲁克林区市第十大街 4802 号迈蒙尼德医疗中心急诊医学部
b NY，美国纽约，第一大道 455 号纽约大学医学院
* 通信作者 E-mail：smotov@maimonidesmed.org

来越大,范围越来越广,其所带来的滥用、误用、扩散、致残甚至致死等不良反应,现已成为严重的公众及个人健康问题[3]。

过去 15 年来,神经生物学在疼痛领域取得了长足进步,特定的防治举措通过识别并作用于疼痛相关生物学变化的特定靶点/机制已成为可能,这将使阿片类镇痛药在急诊科疼痛管理中的应用变得更为精准[4]。本文旨在综述近年急诊科急慢性疼痛管理进展,并讨论数种新型处理策略及其争议。

急性疼痛

急诊科急性疼痛的管理要求对疼痛状况做出快速判断与评估,立即着手安全有效的镇痛,并在治疗过程中不断重新评估并调整治疗方案。得益于疼痛学的发展,急诊科药物手段在过去 10 余年里已有显著提高,像术后疼痛这样强烈的急性疼痛,急诊医师仅需开具数天量的阿片类镇痛药即可迅速缓解[5],但阿片类药应用范围过广,长期使用及滥用风险有可能发展到让人难以接受的地步[6]。

阿片类药物

传统上,阿片类药物是急诊科管理急性疼痛的基石,其作用主要是通过抑制 μ 型阿片受体介导的递质释放而阻滞疼痛信号传递。吗啡、氢吗啡酮或氢可酮等纯粹的 μ 受体激动剂最为常用,因量效关系个体差异大,应用这类药宜逐个病例进行向上滴定,直至滴定到疼痛缓解或不良反应难于忍受为止[7,8]。急诊科管理急性疼痛在阿片类药的应用方面尚有争议,如针对不同临床情形、个体差异、疼痛程度,如何选择适应证最佳的药物、剂量及给药方案,尤其在出院带药时。

肠外(静脉内)途径给药

按体重给药方案,推荐吗啡 0.1 mg/kg、氢吗啡酮 0.015 mg/kg、芬太尼 1.5 μg/kg,但研究表明,吗啡 0.1 mg/kg 的初始剂量对于多数创伤性与非创伤性急性疼痛的患者疗效欠佳,疼痛评分降低不到 50%[数字评分法(NRS)下降不足 3 分],给药后 30 分钟、60 分钟时点,分别降低 67%、47%[9,10];肾绞痛患者给药 30 分钟需芬太尼补救患者占 49%[11];腹痛患儿给药 30 分钟时与安慰剂相似,未见明显变化[12]。定量给药方案,推荐吗啡 4 mg 或氢吗啡酮 1 mg,不论患者体重多少疼痛评分(NRS)降低均超过 3 分[13-15],问题是定量给药没有考虑以下临床事实:不同患者所需药量不同,即便是疼痛强度相当。而这种差异的准确预测十分困难。为此,肠外途径给予阿片类药效果满意的关键在于滴定。经滴定,吗啡与氢吗啡酮给药后 60 分钟时,各自可使 99%、96% 的患者产生可接受的镇痛效果[16,17]。

雾化吸入与经鼻途径给药

静脉注射（IV）通道尚未建立时，雾化吸入与经鼻途径给予阿片类药物具有无创、快速、可靠的镇痛优势。对于成人、小儿急腹症与创伤性急性疼痛患者，雾化吸入芬太尼 $3\sim4\ \mu g/kg$、经鼻 $1\sim2\ \mu g/kg$，安全有效[18-20]。雾化吸入的问题是给药量与实际用量潜在差异甚大，有可能导致用量不足或过量。表 2 - 1 归纳了急诊科常用的阿片类药物剂量与滴定时长。

表 2 - 1　急诊科成人严重急性疼痛常用的阿片类药物剂量

阿片类药	给药途径	剂　量	滴 定 方 案
吗啡	静脉注射（按体重）	$0.1\sim0.15\ mg/kg$	20 min 时滴定：滴定量 10 mg、时长 $5\sim10$ min
	静脉注射（定量）	$2\sim4$ mg	$10\sim15$ min 时滴定
	皮下注射	$2\sim4$ mg	$10\sim15$ min 时滴定
	肌内注射	$2\sim4$ mg	无法预测响应及时长
氢吗啡酮	静脉注射（按体重）	$0.015\ mg/kg$	$10\sim15$ min 时滴定
	静脉注射（定量）	$0.25\sim1$ mg	$10\sim15$ min 时滴定
	肌内注射	$0.25\sim2$ mg	无法预测响应及时长
芬太尼	静脉注射（按体重）	$1.0\sim1.5\ \mu g/kg$	10 min 时滴定：滴定量 100 μg、时长 $5\sim10$ min
	静脉注射（定量）	$25\sim50\ \mu g$	10 min 时滴定
	雾化吸入	$2\sim4\ \mu g/kg$	呼吸驱动雾化器（密封罐）
	经鼻	$1\sim2\ \mu g/kg$	每侧鼻孔不超过 1 mL，$10\sim15$ min 时滴定

患者自控镇痛

患者自控镇痛（PCA）给予吗啡、氢吗啡酮或芬太尼可获得与静脉注射方式相媲美的镇痛效果，且患者及护理人员满意度较高[21,22]。但 PCA 缺陷也不少：如引起过度镇静等可致呼吸抑制、更耗时、精力与费用[23]。PCA 相关呼吸抑制率介于 $0.1\%\sim0.8\%$，若加上背景流量可至 $1.1\%\sim3.9\%$。从风险获益比角度来看，急诊科老年、阻塞性睡眠呼吸暂停、复合应用镇静剂患者，以及违规滥用阿片类药人群呼吸抑制风险最高，不建议采用 PCA[23]。

非甾体类抗炎药

非甾体类抗炎药（NSAIDs）数 10 年来一直广泛用于各类急慢性疼痛的管理，当前依然是急诊科最常用的镇痛药之一。NSAIDs 主要通过可逆性抑制环氧合酶活性 COX‑1(结构型)与 COX‑2(诱生型)而干扰前列腺素及血栓烷素的合成,可经口服、直肠、皮肤(霜剂)、静脉注射途径给药[24,25]。从临床角度来看,急诊科的应用受制于 NSAIDs 镇痛作用的天花板效应(即不可滴定的剂量)和潜在的不良反应[26]。

镇痛天花板剂量系指镇痛效应不再随用药量增加而增加时的剂量。布洛芬天花板剂量为 400 mg/次(每 24 小时 1.2 g)、酮咯酸为 10 mg/次(每 24 小时 10 mg)[27,28],均低于抗炎及控制体温的一般用量。不同 NSAIDs 的等效量,镇痛效能相差不大,如布洛芬口服 800 mg 与酮咯酸肌内注射 60 mg 等效[27,28]。酮咯酸静脉注射途径是急诊科最常用的肠外 NSAID 给药方式,一般 30 mg 静脉注射、60 mg 肌内注射,用量较镇痛量高出 3～6 倍。另外,酮咯酸静脉注射可有效强化阿片类及非阿片类镇痛药效能,适用于急诊科急性剧痛患者[29]。急诊科应用 NSAIDs 绝对禁忌证包括对某种或同类中的另外一种药物过敏、活动性消化性溃疡及肾功低下。相对禁忌证包括既往胃肠出血病史、严重高血压、高钾血症、肝功不良、出血性疾患、心肌梗死(COX‑2 类)、中风(COX‑1 类)、充血性心力衰竭、近期曾行心脏/大血管手术、孕妇及老年患者。急诊科应用 NSAIDs 最常见的适应证为肾绞痛、非出血性头痛、牙痛、肌肉骨骼性疼痛及损伤,宜尽量减小剂量、缩短疗程(<5 天)[24]。

对乙酰氨基酚

对乙酰氨基酚(APAP)是一种对氨基苯酚衍生物,对 COX(COX‑1、COX‑2、COX‑3 同工酶)抑制活性弱,具有中度抗炎镇痛作用,给药方式包括口服、直肠与静脉注射[30]。早年麻醉/手术文献报道对乙酰氨基酚静脉注射可明显节俭阿片类药达 33%～78%,据此积极推荐作为一种组分用于术后多模式镇痛[31];但近期研究表明,节俭效应只有 18%～20%,而且不能减少阿片类药所致的恶心与呕吐(OINV)[32]。

在急诊科条件下,有不少随机对照研究评估了对乙酰氨基酚静脉注射用于肾绞痛、创伤性肌肉骨骼痛及偏头痛患者的镇痛效能及其安全性。在用于肾绞痛的 4 项研究中,有 2 项报道对乙酰氨基酚静脉注射镇痛效能与吗啡 0.1 mg/kg 相当。另外,2 项分别称较吗啡弱或较吗啡强,但 4 项均显示,相对于吗啡而言,对乙酰氨基酚静脉注射不良反应明显减少(主要指恶心与呕吐)[11,33-35],表明在缓解急性创伤性疼痛与偏头痛的效能上,对乙酰氨基酚静脉注射与吗啡、NSAIDs 相似,但不良反应相对少[36,37]。对乙酰氨基酚静脉注射应用的最大局限性在于较口服制剂贵近百倍,即便在缓解疼痛上略有改善,推荐它也有失公允,也许宜待其降价后,才是重新评估成本获益比的时候。

氯胺酮

氯胺酮是一种非竞争性 N -甲基- D -天冬氨酸(NMDA)和谷氨酸受体拮抗剂,具有镇痛、抗痛敏(阿片类药所致)和遗忘作用[38]。急诊科以亚麻醉量(亦称小剂量或镇痛量)氯胺酮 0.1～0.4 mg/kg,单独或作为阿片类药佐剂(节俭阿片类药)应用均可有效缓解创伤性与非创伤性急性疼痛,但须权衡其高发的轻微不良反应(14%～80%),尽管多属无须特殊处理的一过性不良反应[39-41]。

再者,亚麻醉量氯胺酮(0.3 mg/kg,静脉注射)用于急腹症、侧腹痛及背痛患者,与吗啡(0.1 mg/kg,静脉注射)相比,给药后 5～15 分钟镇痛效果优于吗啡,20 分钟与 30 分钟时比较两者效能相当,但 5 分钟及 15 分钟时点轻微不良反应发生率高[42,43]。序贯病例系列报道表明,与一次性给药相比,短程泵注小剂量氯胺酮(10 分钟内、0.3 mg/kg)可明显改善镇痛效应(87%),减少不良反应(6%)[44]。

最后,经鼻(IN)给予小剂量氯胺酮(1 mg/kg)可使急性创伤性四肢损伤患儿 30 分钟时,疼痛评分下降 60%[45],效能相似于芬太尼(1.5 µg/kg)IN 给药后 30 分钟时,但轻微不良反应发生率明显高于芬太尼[46]。氯胺酮 0.5～0.75 mg/kg IN 给药后 30 分钟时点,缓解急性肌肉骨骼创伤性疼痛达 88%,眩晕与幻觉(各为 53%、35%)最为多见[47]。

综上所述,亚麻醉量氯胺酮静脉注射无论单独应用还是与阿片类药复合使用,均可安全有效缓解急性疼痛,并节俭阿片类药,短程泵注有助于降低其相对高的轻微、一过性不良反应发生率[44]。

局部麻醉药

局部麻醉药(酯类与酰胺类)通过非竞争性阻滞神经元钠通道而发挥镇痛和抗痛敏作用,广泛用于急诊科表面镇痛、局部麻醉、区域阻滞、关节腔内注射、全身麻醉等[48]。

表面镇痛剂

分为贴剂、软膏与乳膏,内含局部麻醉药利多卡因,可用于急性扭伤、拉伤、挫伤、炎性痛及慢性神经痛,如带状疱疹后遗神经痛(PHN)、复杂性区域疼痛综合征(CRPS)与糖尿病性神经痛(PDN)等[49]。5%利多卡因贴剂可明显减轻急性带状疱疹感染患者静息、活动时疼痛,几乎没有不良反应[50]。

区域麻醉(超声引导下神经阻滞)

超声引导下区域麻醉(UGRA)可有效缓解疼痛,节俭阿片类药,减少术中镇静要求,降低医疗资源利用率,提高患者满意度。

病例系列及随机研究表明,采用 1%利多卡因或 0.25%丁哌卡因在 UGRA

（如肌间沟、锁骨上、前臂神经阻滞）行上肢创伤（骨折固定、脱位复位）或感染（脓肿切开）手术，镇痛完善肌松良好，满足手术要求[51-53]。同样，UGRA（如股神经阻滞、髂筋膜腔阻滞）行下肢骨折固定或脱位复位术，镇痛良好，补救性镇痛药量少，而且手术均一次成功[54-56]。UGRA 操作相关并发症很少，患者满意度较高[56]。

关节腔内注射镇痛

急诊医师普遍采用关节腔内注射利多卡因（IAL，超声引导下或盲探）为急性肩关节脱位患者行手法复位术。现有资料表明，急诊科在 IAL 相较于镇痛药静脉注射下行手法复位，中度缓解围术期疼痛，复位成功率一般，但留院时间（LOS）缩短、并发症率及总费用有所下降[57,58]。

全身给药（静脉内）

病例系列与随机研究评价了利多卡因静脉注射对肾绞痛、急性下腰痛患者的镇痛效能和安全性。无防腐剂（即心内注射剂型）2% 利多卡因 1.5 mg/kg 静脉注射可完全解除肾绞痛的病例占比达 87%；疼痛明显缓解患者占 90%（NRS下降 3 分以上），常见是一过性眩晕与恶心[59,60]。另有报道利多卡因 100 mg 静脉注射后 60 分钟下腰痛患者疼痛评分明显降低，但需补救性镇痛药患者占65%[61]。为此，全身给药镇痛方法虽有一定前景，但在广泛应用之前，尚需合并心脏疾患等大宗病例研究的支撑。

氧化亚氮

氧化亚氮是一种无色无味气体，通过抑制大脑神经元动作电位扩布及部分激动 μ/κ 受体后与内源性阿片样系统的交互作用，而发挥镇痛特性[62]。氧化亚氮与氧混合（50：50）可明显缓解 1 201 例乡村急救服务网点患者疼痛与焦虑状态，21% 的患者有眩晕或头昏等轻微不良反应[63]。氧化亚氮联合神经阻滞用于前臂骨折患者，镇痛效果、恢复时间及不良反应方面均优于氯胺酮复合咪达唑仑组[64]。对于长骨骨折患者，氧化亚氮（50：50）镇痛效能及不良反应与芬太尼（2 μg/kg）静脉注射相当[65]。

通道/酶/受体靶向镇痛理念

通道/酶/受体靶向镇痛（CERTA）方法是基于疼痛神经生物学进展提出的新理念，由对症处理转向针对机制镇痛的一种新型管理策略，此法与非阿片类药镇痛措施联合应用，利于扩大后者适用范围，并有助于更精准地使用阿片类药物（包括补救性应用），可明显改善镇痛疗效、缩短 LOS、减少镇静等不良反应[4]。譬如，COX 酶抑制剂（酮咯酸）复合钠通道阻滞剂（利多卡因静脉注射）用于肾绞痛患者；NMDA 受体拮抗剂（氯胺酮）联合 UGRA 注射利多卡因用于急性创伤性肌肉骨骼性疼痛。表 2－2 归纳了急诊科疼痛管理复合方法及其应用。

表 2-2　CERTA 理念

靶点	药物及剂量	适应证	疼痛综合征
钠通道阻滞剂	利多卡因： 表面：5%利多卡因贴剂 局部麻醉：1%～2%（极量 4 mg/kg） 区域阻滞：1%～2%（极量 4 mg/kg） 关节腔内：1%（20～30 mL） 全身给药静脉注射：2%利多卡因心内剂型（1.5～2.0 mg/kg、极量 200 mg） 丁哌卡因： 局部麻醉：0.25%～0.5%（极量 2.5 mg/kg） 区域阻滞：0.25%～0.5%（极量 2.5 mg/kg） 去甲替林：25 mg 口服 阿米替林：10 mg 口服	急/慢性肌肉骨骼性（MSK）疼痛 急性 MSK 疼痛 急性 MSK 疼痛 急性内脏疼痛 急性 MSK 疼痛 急性 MSK 疼痛 慢性神经痛 —	肌腱炎、骨关节炎、挫伤、创伤 创伤（骨折、脱位） 脱位（肩关节） 肾绞痛 创伤（撕裂伤） 创伤（骨折、脱位） 带状疱疹后遗神经痛、坐骨神经痛、糖尿病性神经痛
钙通道（中枢）阻滞剂	加巴喷丁：100～300 mg 口服 普瑞巴林：25 mg 口服	急性术后疼痛 急性神经痛 慢性神经痛	神经麻痹、神经痛 糖尿病性神经痛、带状疱疹后遗神经痛、坐骨神经痛、纤维肌痛综合征
Cox-1/Cox-2/Cox-3 酶抑制剂	NSAIDs： 布洛芬：400 mg 口服 萘普生：250～375～500 mg 口服 酮咯酸：10～30 mg 静脉注射 外用： 1%双氯芬酸钠凝胶 1.3%双氯芬酸钠贴剂	急/慢性 MSK（创伤）痛、头痛 急性 MSK 疼痛、急性腹部疼痛 急性 MSK 疼痛	扭伤、拉伤、挫伤 慢性骨关节炎、肌腱病 肾绞痛、腹痛（非创伤性）、背痛、头痛 扭伤、拉伤、挫伤、慢性骨关节炎、肌腱病
NMDA/含氨酸受体拮抗剂	氯胺酮（亚麻醉量）： 负荷量：0.1～0.4 mg/kg 静脉注射长于 10 min 泵注量：0.15～0.25 mg/kg/h 静脉注射	急性疼痛、阿片类药耐受性疼痛、慢性疼痛	创伤、腹部/侧腹/背部疼痛、镰状细胞病性疼痛、坐骨神经痛、腹型偏头痛、神经痛

（续表）

靶　　点	药物及剂量	适　应　证	疼痛综合征
中枢 α_1/α_2 肾上腺素受体激动剂	肌内注射：0.75~1.0 mg/kg 皮下注射：0.1~0.4 mg/kg 可乐定：0.5~1.0 μg/kg 静脉注射 右美托咪定静脉注射： 负荷量 0.5~1.0 μg/(kg·h) 泵注量 0.1~0.5 μg/(kg·h)	急/慢性疼痛，性疼痛，神经痛，阿片类疼痛受药疼痛	局麻药/阿片类/氯胺酮佐剂用于急性创伤/非创伤性疼痛、镰状细胞病性疼痛、CRPS、重度坐骨神经痛
阿片受体激动剂（μ型受体）	吗啡（静脉注射，皮下注射）按体重，定量 氢吗啡酮（静脉注射，肌内注射）按体重，定量 芬太尼（静脉注射，肌内注射，雾化）：按体重，定量	急性创伤/非创伤性疼痛	急性 MSK 疼痛（骨折），急腹症,急性创伤/非创伤性疼痛
γ-GABA 受体激动剂	丙泊酚：10 mg/5 分钟静脉注射	急性头痛	难治性偏头痛
气体麻醉药（内源性阿片受体激动剂）	氧化亚氮 50:50 混合浓度 70:30 混合浓度	急性疼痛：创伤性/非创伤性	骨折、脱位、局麻、区域阻滞、阿片类药佐剂
D1/D2 受体拮抗剂	氟哌啶醇：1~2 mg 静脉注射 氟哌利多：2~5 mg 静脉注射 甲氧氯普安：10~20 mg 静脉注射 普鲁氯嗪：10 mg 静脉注射 氯丙嗪：5~50 mg 静脉注射	急性疼痛	偏头痛，慢性腹型心绞痛
5-HT2/5-HT3 受体拮抗剂	甲氧氯普安：10~20 mg 静脉注射 氟哌啶醇：1~2 mg 静脉注射 氟哌利多：2~5 mg 静脉注射	急性疼痛	偏头痛
5HT-1 激动剂	舒马曲坦：4~6 mg 皮下注射	急性疼痛	偏头痛，丛集性头痛

慢性疼痛

慢性非癌性疼痛是一个严重干扰患者社交、行为、心理多个方面且影响整个社会的健康问题。有报道,31%的美国成人患有某种慢性疼痛,年费用介于5 600亿~6 350亿美元,超过心脏疾患(3 090亿)、癌症(2 430亿)及糖尿病(1 880亿)费用,给社会带来沉重负担[66]。

不幸的是,在过去20多年中,以阿片类镇痛药控制慢性非癌性疼痛的应用越来越多,随之而来的误用、滥用、成瘾、扩散及相关死亡率也明显上升。1997—2007年,阿片类药处方总量上升866%,其中羟考酮与氢考酮处方增加了380%;1997—2013年,过量致死175 000人,因阿片类处方药滥用所致成瘾治疗率升高达900%[67]。

在慢性疼痛患者中,阿片类处方药误用率(即未遵嘱服药)为24%、异常使用率为26%[68,69]。阿片类药可致痛觉过敏(强化对恶性刺激的痛体验),特别是长时间大剂量服用时[69]。为此,慢性疼痛的复杂性要求多学科治疗方式对其进行全面评估与管理,包括加重因素的辨别及处理、心理疏导、非阿片类与辅助性镇痛药的应用、相关异常行为的治疗以及睡眠觉醒周期的恢复等,唯有在上述举措效果最大化后,才能考虑试用或在原基础上加用阿片类药物治疗[70]。

急诊科是个繁忙科室,与之相契合的是快速处理急性损伤或慢性疼痛等疾患,急诊医师很难抽出大段时间与患者沟通、复习既往病历、恰当评估阿片类药误用与滥用风险或核实医患协议[70,71]。

但急诊医师在方便之时可访问国家处方药物监测系统(PDMPs),以避免阿片类药过量及相互作用,并识别异常用药或医师私购行为,保障用药安全。自该系统运行以来,有研究显示已致41%的患者变更了临床管理方法,多数患者(61%)拿到的阿片类镇痛药比原方案少,少数(39%)多[72]。另有报道,急诊医务人员对觅药行为的印象与PDMPs给出的建议相当吻合($\kappa = 0.30$),结果出院需携带阿片类处方药患者中,有9.5%的患者出现了变更[73]。

美国急诊医师学会和美国急诊医学协会推出了慢性非癌性疼痛治疗阿片类药物处方指南(见框2-1),旨在指导急诊医师开具处方[74,75]。但是,急诊科慢性疼痛安全有效的理想管理路径应强调:提供所有镇痛药物(包括NSAIDs、阿片类及非阿片类药)有效性及安全性教育;阿片类药滥用与误用风险评估;积极让患者参与到应用阿片类药的决策中。如必要,可与患者初级保健医师或疼痛内科医师商榷甚至转诊。每位急诊医师都必须通过辅助工具(如PDMPs、处方指南)使用阿片类药物知情处方,并警惕公共健康风险(如扩散),以改进以患者为中心、安全有效的疼痛管理策略[69]。

框 2-1　急诊科慢性非癌性疼痛治疗阿片类药物处方指南

1. 医师应信守现有医患疼痛治疗协议，并虑及源自全国或各州 PDMPs 等信源的既往处方模式。
2. 医师不宜为急诊科就诊的慢性非癌痛急性加重患者开具门诊常规阿片类药处方。
3. 若患者没有私人医师，医师应说明采用非阿片类镇痛药、非药物疗法或转诊至便于追踪的疼痛诊所/专家处的目的。
4. 如需携带阿片类药出院，处方应以 3 天的最小实用量为限，并权衡患者误用、滥用或扩散风险。
5. 医师应避免开具长效或缓释剂型（LA/ER）的阿片类药物，如羟考酮、美沙酮。
6. 医师不应替换遗失、失窃或损毁的处方，也不应重誊包括 ER/LA 在内的慢性阿片类药处方。
7. 医师应避免为正在服用镇静催眠或阿片类药的患者开具阿片类镇痛药处方。
8. 医师须向患者提供使用阿片类镇痛药风险的信息，如过量、依赖与成瘾，并告知安全存放及正确的丢弃方法。
9. 医师应向患者提供阿片类镇痛药替代物，并主动让患者参与到镇痛药决策中。

引自 Cantrill SV，Brown MD，Carlisle RJ，et al. Clinical policy：critical issues in the prescribing of opioids for adult patients in the emergency department. Ann Emerg Med 2012；60（4）：499-525；and Cheng D，Majlesi N. Emergency department opioid prescribing guidelines for the treatment of non-cancer related pain. AAEM Position Statement. 2013.Available http：//www.aaem.org/UserFiles/file/Emergency-Department-Opoid-Prescribing-Guidelines.pdf

小结

急诊科是为创伤性与非创伤性疼痛患者提供医疗服务的主要科室，采取一切恰当措施，及时、高效、安全地为患者有效缓解痛楚是急诊医师的重大责任。通过高效安全应用阿片类药物的教育、协作及研究探索，努力改进以患者为中心、以解除疼痛为目标的急诊科管理模式。

（张淑娟　翻译　李娜　审校）

参考文献

［1］　Chang HY，Daubresse M，Kruszewski SP，et al. Prevalence and treatment of pain in EDs in the United States，2000 to 2010. Am J Emerg Med 2014；32（5）：421-431.

［2］　Green SM. There is oligo-evidence for oligoanalgesia. Ann Emerg Med 2012；60；212-214.

［3］　Warner M，Hedegaard H，Chen LH. Trends indrug-poisoning deaths involving opioid analgesics and heroin：United States，1999-2012. NCHS Health E-Stat. Hyattsville（MD）：National Centers for Health Statistics；2014. Available at：www.cdc.gov/nchs/data/hestat/

drug_poisoning/drug_poisoning_deaths_1999 – 2012.pdf.

[4] Ducharme J. Non-opioid pain medications to consider for emergency department patients. Available at: http: //www. acepnow. com/article/non-opioid-painmedications-consider-emergency-department-patients/. Accessed February 11,2015.

[5] Rodgers J, Cunningham K, Fitzgerald K, et al. Opioid consumption following outpatient upper extremity surgery. J Hand Surg Am 2012; 37(4): 645 – 650.

[6] Alam A, Gomes T, Zheng H, et al. Long-term analgesic use after low risk surgery: a retrospective cohort study. Arch Intern Med 2012; 172: 425 – 430.

[7] Rowbotham DJ, Serrano-Gomez A, Heffernan A. Clinical pharmacology: opioids. In: Macintyre PE, editor. Clinical pain management (acute pain). 2nd edition.London: Hodder & Stoughton Limited; 2008. p.68 – 79.

[8] Patanwala AE, Keim SM, Erstad BL. Intravenous opioids for severe acute pain in the emergency department. Ann Pharmacother 2010; 44(11): 1800 – 1809.

[9] Bijur PE, Kenny MK, Gallagher EJ. Intravenous morphine at 0.1 mg/kg is not effective for controlling severe acute pain in the majority of patients. Ann Emerg Med 2005; 46: 362 – 367.

[10] Birnbaum A, Esses D, Bijur PE, et al. Randomized double-blind placebo-controlled trial of two intravenous morphine dosages (0.10 mg/kg and 0.15 mg/kg) in emergency department patients with moderate to severe acute pain. Ann Emerg Med 2007; 49(4): 445 – 453.

[11] Bektas F, Eken C, Karadeniz O, et al. Intravenous paracetamol or morphine for the treatment of renal colic: a randomized, placebo-controlled trial. Ann Emerg Med 2009; 54(4): 568 – 574.

[12] Bailey B, Bergeron S, Gravel J, et al. Efficacy and impact of intravenous morphine before surgical consultation in children with right lower quadrant pain suggestive of appendicitis: a randomized controlled trial. Ann Emerg Med 2007; 50: 371 – 378.

[13] Patanwala AE, Edwards CJ, Stolz L, et al. Should morphine dosing be weight based for analgesia in the emergency department? J Opioid Manag 2012; 8(1): 51 – 55.

[14] Patanwala AE, Holmes KL, Erstad BL. Analgesic response to morphine in obese and morbidly obese patients in the emergency department. Emerg Med J 2014; 31(2): 139 – 142.

[15] Xia S, Chew E, Choe D, et al. No correlation between body size and hydromorphone analgesia in obese patients in ED. Am J Emerg Med 2015; 33(10): 1522 – 1523.

[16] Lvovschi V, Auburn F, Bonnet P, et al. Intravenous morphine titration to treat severe pain in the ED. Am J Emerg Med 2008; 26: 676 – 682.

[17] Chang AK, Bijur PE, Campbell CM, et al. Safety and efficacy of rapid titration using 1mg doses of intravenous hydromorphone in emergency department patients with acute severe pain: the "111" protocol. Ann Emerg Med 2009; 54(2): 221 – 225.

[18] Miner JR, Kletti C, Herold M, et al. Randomized clinical trial of nebulized fentanyl citrate versus i.v. fentanyl citrate in children presenting to the emergency department with acute pain. Acad Emerg Med 2007; 14: 895 – 898.

[19] Furyk JS, Grabowski WJ, Black LH. Nebulized fentanyl versus intravenous morphine in children with suspected limb fractures in the emergency department: a randomized controlled trial. Emerg Med Australas 2009; 21: 203 – 209.

[20] Borland M, Jacobs I, King B, et al. A randomized controlled trial comparing intranasal fentanyl to intravenous morphine for managing acute pain in children in the emergency department. Ann Emerg Med 2007; 49: 335 – 340.

[21] Evans E, Turley N, Robinson N, et al. Randomised controlled trial of patient controlled analgesia compared with nurse delivered analgesia in an emergency department. Emerg Med

J 2005；22：25 - 29.

［22］ Rahman NH，DeSilva T. A randomized controlled trial of patient-controlled analgesia compared with boluses of analgesia for the control of acute traumatic pain in the emergency department. J Emerg Med 2012；43(6)：951 - 957.

［23］ Macintyre PE. Safety and efficacy of patient-controlled analgesia. Br J Anaesth 2001；87(1)：36 - 46.

［24］ Jones SF，O'Donnell AM. Clinical Pharmacology：traditional NSAIDs and selective COX - 2 inhibitors. In：Macintyre PE，Walker SM，Rowbotham DJ，et al，editors. Clinical pain management (acute pain). 2nd edition. London：Hodder & Stoughton Limited；2008. 68 - 79.

［25］ Thomas SH. Management of pain in the emergency department. ISRN Emerg Med 2013；2013. Available at：http：//www.hindawi.com/journals/isrn/2013/583132/.

［26］ Castellsague J，Riera-Guardia N，Calingaert B，et al. Individual NSAIDs and upper gastrointestinal complications：a systematic review and meta-analysis of observational studies (the SOS project). Drug Saf 2012；35：1127 - 1146.

［27］ Wright JM，Price SD，Watson WA. NSAID use and efficacy in the emergency department：single doses of oral ibuprofen versus intramuscular ketorolac. Ann Pharmacother 1994；28(3)：309 - 312.

［28］ Turturro MA，Paris PM，Seaberg DC. Intramuscular ketorolac versus oral ibuprofen in acute musculoskeletal pain. Ann Emerg Med 1995；26(2)：117 - 120.

［29］ Catapano MS. The analgesic efficacy of ketorolac for acute pain ［review］. J Emerg Med 1996；14(1)：67 - 75.

［30］ Wiffen P. Clinical Pharmacology：paracetamol and compund analgesics. In：Macintyre PE，Walker SM，Rowbotham DJ，et al，editors. Clinical pain management (acute pain). 2nd edition. London：Hodder & Stoughton Limited；2008. 84 - 93.

［31］ Viscusi ER，Singla N，Gonzalez A，et al. IV acetaminophen improves pain management and reduces opioid requirements in surgical patients. Available at：http：//www.anesthesiologynews.com/download/SR122_WM.pdf. Accessed February 6，2016.

［32］ Yeh YC，Reddy P. Clinical and economic evidence for intravenous acetaminophen. Pharmacotherapy 2012；32(6)：559 - 579.

［33］ Serinken M，Eken C，Turkcuer I，et al. Intravenous paracetamol versus morphine for renal colic in the emergency department：a randomised double-blind controlled trial. Emerg Med J 2012；29(11)：902 - 905.

［34］ Azizkhani R，Pourafzali SM，Baloochestani E，et al. Comparing the analgesic effect of intravenous acetaminophen and morphine on patients with renal colic pain referring to the emergency department：A randomized controlled trial. J Res Med Sci 2013；18(9)：772 - 776.

［35］ Masoumi K，Forouzan A，Asgari Darian A，et al. Comparison of clinical efficacy of intravenous acetaminophen with intravenous morphine in acute renal colic：a randomized，double-blind，controlled trial. Emerg Med Int 2014；2014：571326.

［36］ Craig M，Jeavons R，Probert J，et al. Randomised comparison of intravenous paracetamol and intravenous morphine for acute traumatic limb pain in the emergency department. Emerg Med J 2012；29(1)：37 - 39.

［37］ Turkcuer I，Serinken M，Eken C，et al. Intravenous paracetamol versus dexketoprofen in acute migraine attack in the emergency department：a randomised clinical trial. Emerg Med J 2014；31(3)：182 - 185.

［38］ Kurdi MS，Theerth KA，Deva RS. Ketamine：Current applications in anesthesia，pain，and critical care. Anesth Essays Res 2014；8(3)：283 - 289.

［39］ Galinski M，Dolveck F，Combes X，et al. Management of severe acute pain in emergency settings：ketamine reduces morphine consumption. Am J Emerg Med 2007；25（4）：385 - 390.

［40］ Ahern TL，Herring AA，Stone MB，et al. Effective analgesia with low-dose ketamine and reduced dose hydromorphone in ED patients with severe pain. Am J Emerg Med 2013；31(5)：847 - 851.

［41］ Beaudoin FL，Lin C，Guan W，et al. Low-dose ketamine improves pain relief in patients receiving intravenous opioids for acute pain in the emergency department：results of a randomized，double-blind，clinical trial. Acad Emerg Med 2014；21(11)：1193 - 1202.

［42］ Miller JP，Schauer SG，Ganem VJ，et al. Low-dose ketamine vs morphine for acute pain in the ED：a randomized controlled trial. Am J Emerg Med 2015；33(3)：402 - 408.

［43］ Motov S，Rockoff B，Cohen V，et al. Intravenous subdissociative-dose ketamine versus morphine for analgesia in the emergency department：a randomized controlled trial. Ann Emerg Med 2015；66(3)：222 - 9.e1.

［44］ Goltser A，Soleyman-Zomalan E，Kresch F，et al. Short（low-dose）ketamine infusion for managing acute pain in the ED：case-report series. Am J Emerg Med 2015；33(4)：601. e5 - 7.

［45］ Yeaman F，Oakley E，Meek R，et al. Sub-dissociative dose intranasal ketamine for limb injury pain in children in the emergency department：a pilot study. Emerg Med Australas 2013；25(2)：161 - 167.

［46］ Graudins A，Meek R，Egerton-Warburton D，et al. The PICHFORK（Pain in Children Fentanyl or Ketamine）trial：a randomized controlled trial comparing intranasal ketamine and fentanyl for the relief of moderate to severe pain in children with limb injuries. Ann Emerg Med 2015；65(3)：248 - 254.

［47］ Andolfatto G，Willman E，Joo D，et al. Intranasal ketamine for analgesia in the emergency department：a prospective observational series. Acad Emerg Med 2013；20（10）：1050 - 1054.

［48］ McGhie J，Serpell MG. Clinical pharmacology：local anesthetics. In：Macintyre PE，Walker SM，Rowbotham DJ，et al，editors. Clinical pain management（acute pain）. 2nd edition. London：Hodder & Stoughton Limited；2008. 113 - 129.

［49］ D'Arcy Y. Targeted topical analgesics for acute pain. Pain Med News 2014；12(12)：56 - 63. Available at：http：//www. painmedicinenews. com/Review-Articles/Article/12 - 14/ Targeted-Topical-Analgesics-For-Acute-Pain/28992. Accessed February 6，2016.

［50］ Lin PL，Fan SZ，Huang CH，et al. Analgesic effect of lidocaine patch 5% in the treatment of acute herpes zoster：a double-blind and vehicle-controlled study.Reg Anesth Pain Med 2008；33(4)：320 - 325.

［51］ Blaivas M，Lyon M. Ultrasound-guided interscalene block for shoulder dislocation reduction in the ED. Am J Emerg Med 2006；24(3)：293 - 296.

［52］ Stone MB，Price DD，Wang R. Ultrasound-guided supraclavicular block for the treatment of upper extremity fractures，dislocations，and abscesses in the ED.Am J Emerg Med 2007；25(4)：472 - 475.

［53］ Liebmann O，Price D，Mills C，et al. Feasibility of forearm ultrasonography-guided nerve blocks of the radial，ulnar，and median nerves for hand procedures in the emergency department. Ann Emerg Med 2006；48(5)：558 - 562.

［54］ Haines L，Dickman E，Ayvazyan S，et al. Ultrasound-guided fascia iliaca compartment block for hip fractures in the emergency department. J Emerg Med 2012；43(4)：692 - 697.

［55］ Beaudoin FL，Nagdev A，Merchant RC，et al. Ultrasound-guided femoral nerve blocks in elderly patients with hip fractures. Am J Emerg Med 2010; 28(1): 76-81.

[56] Bhoi S, Sinha TP, Rodha M, et al. Feasibility and safety of ultrasound-guided nerve block for management of limb injuries by emergency care physicians.J Emerg Trauma Shock 2012; 5(1): 28-32.

[57] Fitch RW, Kuhn JE. Intraarticular lidocaine versus intravenous procedural sedation with narcotics and benzodiazepines for reduction of the dislocated shoulder: a systematic review. Acad Emerg Med 2008; 15(8): 703-708.

[58] Wakai A, O'Sullivan R, McCabe A. Intra-articular lignocaine versus intravenous analgesia with or without sedation for manual reduction of acute anterior shoulder dislocation in adults. Cochrane Database Syst Rev 2011; (4): CD004919.

[59] Soleimanpour H, Hassanzadeh K, Mohammadi DA, et al. Parenteral lidocaine for treatment of intractable renal colic: a case series. J Med Case Rep 2011; 5: 256.

[60] Soleimanpour H, Hassanzadeh K, Vaezi H, et al. Effectiveness of intravenous lidocaine versus intravenous morphine for patients with renal colic in the emergency department. BMC Urol 2012; 12: 13.

[61] Tanen DA, Shimada M, Danish DC, et al. Intravenous lidocaine for the emergency department treatment of acute radicular low back pain, a randomized controlled trial. J Emerg Med 2014; 47(1): 119-124.

[62] Tziavrangos E, Schug SA. Clinical pharmacology: other adjuvants. In: Macintyre PE, Walker SM, Rowbotham DJ, et al, editors. Clinical pain management (acute pain). 2nd edition. London: Hodder & Stoughton Limited; 2008. p.97-98.

[63] Johnson JC, Atherton GL. Effectiveness of nitrous oxide in a rural EMS system. J Emerg Med 1991; 9(1-2): 45-53.

[64] Luhmann JD, Schootman M, Luhmann SJ, et al. A randomized comparison of nitrous oxide plus hematoma block versus ketamine plus midazolam for emergency department forearm fracture reduction in children. Pediatrics 2006; 118(4): 1078-1086.

[65] Kariman H, Majidi A, Amini A, et al. Nitrous oxide/oxygen compared with fentanyl in reducing pain among adults with isolated extremity trauma: a randomized trial. Emerg Med Australas 2011; 23(6): 761-768.

[66] Gaskin DJ, Richard P. The economic costs of pain in the United States. In: relieving pain in America: a blueprint for transforming prevention, care, education, and research. 2011. Available at: http://www.ncbi.nlm.nih.gov/books/NBK91497/pdf/Bookshelf_NBK91497. pdf. Accessed February 6, 2016.

[67] Manchikanti L, Helm S 2nd, Fellows B, et al. Opioid epidemic in the United States.Pain Physician 2012; 15(3 Suppl): ES9-38.

[68] Hoppe JA, Houghland J, Yaron M, et al. Prescription history of emergency department patients prescribed opioids. West J Emerg Med 2013; 14(3): 247-252.

[69] Perrone J, Nelson LS, Yealy DM. Choosing analgesics wisely: what we know (and still need to know) about long-term consequences of opioids. Ann Emerg Med 2015; 65(5): 500-502.

[70] Berland D, Rodgers P. Rational use of opioids for management of chronic nonterminal pain. Am Fam Physician 2012; 86(3): 252-258.

[71] Gauntlett-Gilbert J, Rodham K, Jordan A, et al. Emergency department staff attitudes toward people presenting in chronic pain: a qualitative study. Pain Med 2015; 16(11): 2065-2074.

[72] Baehren DF, Marco CA, Droz DE, et al. A statewide prescription monitoring program affects emergency department prescribing behaviors. Ann Emerg Med 2010; 56(1): 19-23. e1-3.

[73] Weiner SG, Griggs CA, Mitchell PM, et al. Clinician impression versus prescription drug monitoring program criteria in the assessment of drug-seeking behavior in the emergency department. Ann Emerg Med 2013; 62(4): 281 - 289.

[74] Cantrill SV, Brown MD, Carlisle RJ, et al. Clinical policy: critical issues in the prescribing of opioids for adult patients in the emergency department. Ann Emerg Med 2012; 60(4): 499 - 525.

[75] Cheng D, Majlesi N. Emergency department opioid prescribing guidelines for the treatment of non-cancer related pain. Milwaukee (WI): AAEM Position Statement; 2013. Available at: http://www.aaem.org/UserFiles/file/Emergency-Department-Opoid-Prescribing-Guidelines.pdf.

3. 阿片类药耐受患者在围术期外科之家的管理

约翰·T.温泽尔*　　艾瑞克·S.施文克　　杰米·L.巴拉塔

尤金·R.维斯库斯ᵃ

关键词

阿片类药物耐受性 • 多模式镇痛 • 围术期外科之家 • 丁丙诺啡

关键点

- 在围术期外科之家管理模式下，具备相关药理知识的麻醉医师可很好地胜任管理病情复杂的患者，包括阿片类药耐受患者。
- 阿片类药耐受患者面临术后疼痛镇痛不佳与药物相关毒副作用的双重风险，其术后镇痛管理极具挑战性。
- 阿片类药耐受的高危人群采用区域麻醉及非阿片类药多模式镇痛方案，可有效改善镇痛效果，节俭阿片类药，并最大限度地减少药物相关并发症。

简介

急性疼痛是很多拟行手术患者关注的大问题。术后急性疼痛报道的发生率相差很大，有的为 80%，甚至还存在低估的可能[1]，不论多少，都说明术后急性疼痛管理现状不佳，仍不能满足需求，亟待改善。这对长期服用阿片类药物并产生耐受性的患者来说，情况将变得更为复杂，因为与管理此类患者密不可分的慢性术后疼痛（CPSP）、急性阿片类药物耐受性、阿片类药诱发性痛敏（OIH）机制尚未明了。新兴的围术期外科之家（PSH）管理模式将麻醉医师推到了直面复杂

a 声明：约翰·T.温泽尔、艾瑞克·S.施文克和杰米·L.巴拉塔没有任何财务申报。尤金·R.维斯库斯：作者研究机构的科研资金来自阿斯雷克斯（AcelRx）制药公司、坎伯兰（Cumberland）公司和帕希亚（Pacira）公司；咨询/酬金来自：阿斯雷克斯（AcelRx）制药公司、马林科若德（Malinckrodt）制药公司和默克（Merck）、萨力克斯（Salix）、帕希亚（Pacira）和崔文那（Trevena）等医药公司。

美国宾夕法尼亚州 19107，费城，第 11 大街南 111 号，吉博大厦 8130 室，托马斯·杰弗逊大学西德尼·基梅尔医学院麻醉科

* 通讯作者：E-mail：john.Wenzel@jefferson.edu

病情患者的相宜位置,尤其是需直面因慢性疼痛疾患而长期使用阿片类药并已出现耐受性的患者。

围术期外科之家

美国麻醉医师协会(ASA)推动的 PSH,旨在通过拓展麻醉医师在术前、术中及术后管理中的作用,提高效率改善转归,其赋予的 PSH 定义为"医师主导下以患者为中心、基于团队全程指导外科住院患者的多学科治疗协作体系。[2]"贝里克(Berwick)及其同事[3]指出 PSH 有"三重目标":

1. 改善患者治疗体验
2. 提高人群健康水平
3. 降低人均医疗费用

针对外科患者的 PSH 管理模式与初级卫生保健同样以患者为中心的医疗之家(PCMH)模式具有一定的可比性,近期数据表明,后者可降低费用改善转归[4]。PSH 的构想需要医院管理层的支持以及外科医师与麻醉医师间的密切协作,麻醉医师特别相宜主导 PSH 医师团队[4]。很多医院都尚未开设麻醉术前门诊,那 PSH 的开设将面临经济挑战,若医院支持设想,应调配与之相宜的资金。至于麻醉医师及团队其他成员的薪酬,可参照已获医保及医疗补助服务中心认可的 PCMH 内科医师的薪酬执行[4]。

PSH 一旦付诸实施,宜将外科过程视为一个流水线样的连续过程,不应再将其分为相对独立的手术前、手术中与手术后 3 个阶段。PSH 服务宜从患者决定接受手术之后早期介入,包括准确的风险分层及完成必要的术前辅助检查,杜绝冗余试验;通过循证的外科处理路径,减少随意性,提高手术室运转效率;并积极主动介入术后管理[5]。本文着重阐述阿片类药物耐受患者在 PSH 的管理。

阿片类药物

阿片类药物当前依然是手术患者镇痛方案的基石。近年来,阿片类药物处方量及其滥用率不断上升,相关死亡人数与不良事件也出现了相对应的峰值,尤其在美国与加拿大[6]。问题是,旨在镇痛并改善功能的医疗性阿片类处方药量虽显著增长,但在美国,用量与实现镇痛完善的目标之间明显不相匹配,而且不匹配程度还颇严重[7]。长期阿片类药暴露的一些患者,尤其大剂量者,阿片类药物耐受性、诱发性痛敏及医疗性滥用风险在逐渐增加的同时,药物的镇痛效应却进行性降低[8]。若长期接受阿片类药治疗患者有手术适应证,这些问题就将凸显出来。

阿片类药物耐受性

● 阿片类药物耐受性是指因阿片受体对疼痛信号失敏,而致达到同等镇痛效应需不断加大用量的一种现象[9]。

- 首次使用阿片类药患者可快速出现急性阿片类药物耐受[10]。
- 术中暴露于大剂量阿片类药物患者,术后疼痛强度、阿片类药需求量上升。
- 阿片类药剂量高低与不良事件风险相关[9]。

阿片类药诱发性痛敏

- OIH是指因阿片类药暴露引起中枢及外周神经系统可塑性发生改变,导致伤害性感受器敏感性升高,而出现痛体验随阿片类药剂量增大反常性加剧现象。
- 瑞芬太尼OIH尤为明显,而且可见于急性/慢性暴露、高/低剂量、复合其他阿片类药或任何给药途径时[11]。
- OIH诊断相当困难,而且不易与阿片类药耐受性、病情恶化甚至阿片类药戒断反应相鉴别,OIH发生率存在低估可能。
- 怀疑OIH时,阿片类药减量可改善镇痛效果,其他包括更换阿片类药、N-甲基-D-天冬氨酸(NMDA)受体拮抗剂(氯胺酮、美金刚、右美沙芬)、介入性镇痛方法或行为疗法[11]。
- 换用长效的美沙酮有效,它既是μ型阿片受体激动剂又是NMDA受体拮抗剂。

阿片类药耐受患者术后急性疼痛的管理极具挑战性,通过加大阿片类药用量来克服耐受性的管理策略并不明智,反而可致不良反应增多,包括镇静、呼吸抑制、肠梗阻和疼痛加剧等。不同作用机制的多种药物联合应用的多模式镇痛方式,可改善镇痛效果,并最大限度地减少配方中任一药物的不良反应,尤其阿片类药。阿片类药耐受患者获益最大的管理策略是:优化术前镇痛方案,术中依据病情选择适宜的麻醉方案,术后采用多模式镇痛方法。

术前评估

在PSH模式下,患者术前评估工作前应于术前评估门诊进行,而非手术当天。通常情况下,患者首次见到自己的麻醉医师是在手术等候区,时间是术前数分钟,但对于阿片类药耐受患者,应于门诊上班时间进行全面的评估工作,并据此制订出疼痛管理方案,术前评估前置也为患者围术期教育、缓解焦虑情绪、制订出合理的期望值提供了机会,了解患者期望值对于疼痛管理的成功及提高其满意度都十分重要,显然,麻醉及手术医师均应掌握阿片类药耐受患者的早期识别与处理。

术前评估从全面询问病史与体格检查开始,包括详细了解慢性疼痛部位、性质及功能受限程度,重点掌握当前镇痛方案,如确切剂量、服药时间、给药途径、处方医师与疗效(满意、欠佳)等,框3-1归纳了阿片类药耐受患者术前评估重点。对于不能充分说明使用阿片类药目的患者,应注意鉴别是否存在滥用、误用或扩散转移的潜在情形,尿检有助于筛查并鉴别这类患者,一旦发现阳性,而且属于既往未掌握的滥用病例,麻醉医师应与手术医师一起权衡滥用对其当前健康状况及手术转归的影响风险,而后做出决策。有关滥用详情不在本文讨论范畴。

框3-1　阿片类药耐受患者术前评估重点

- 明了已有疼痛状况及功能受限程度
- 当前阿片类药用法,如剂量、服药频次以及过去6个月内的剂量变化
- 当前阿片类药处方医师与配药药房
- 当前非阿片类镇痛药(如对乙酰氨基酚、非甾体类抗炎药、环氧合酶-2抑制剂、神经病性疼痛镇痛药物、苯二氮䓬类药、镇静安神药等)
- 既往阿片类药用药史、疗效及其对不良反应的耐受力
- 注意鉴别潜在的阿片类药误用或滥用情形
- 与患者商榷拟行手术的期望值与疼痛的预期程度(轻度、中度、重度),包括既往手术的疼痛体验

　　了解拟行手术性质对于麻醉与镇痛方案的制订至关重要:是施行术后伴有剧痛、需住院的大手术? 术日当天预计能出院回家吗? 术式及病情允许选用区域麻醉吗? 患者病情特点(如肝肾疾患)或手术种类(如部位、出血风险或骨折固定)是否存在药物或技术方法的禁忌证?

　　麻醉医师在综合考量病史、拟行手术、当前治疗、现有及预期疼痛水平的基础上,为患者量身订制出麻醉方案,包括预先镇痛、区域麻醉方法、术中用药及术后多模式镇痛在内。多模式镇痛疗法对阿片类药耐受患者尤为重要,其目的为充分镇痛、预防CPSP、最大限度地节俭阿片类药用量及其相关不良事件。长期阿片类药物暴露可降低药效,需增大剂量才能达到相似的镇痛效果,不良反应风险无疑随之增加,尤其呼吸抑制风险,明显高于从未使用过阿片类药物患者。此外,手术操作有可能改变阿片类药耐受患者对疼痛的敏感程度,出现大范围的痛敏或远离手术部位的异常疼痛等[12],显然,对于此类患者宜尽量选用非阿片类药及区域麻醉阻滞。

　　患者个体化镇痛方案优势明显:首先可在充分了解预期情况下做出决策,避免术前或术后临时决定,因为那时患者可能正处于焦虑、压抑或镇静及麻醉药引致的认知障碍状态之中,从伦理学角度来说,充分知情同意非常重要;其次是时间充分,可就各方面问题进行商榷,利于麻醉团队间沟通。此外,早期评估可为准备、推出个体化治疗方案赢得时间。

阿片受体激动剂

麻醉医师须首先确定哪些患者应重点关注、哪些患者疑似阿片类药耐受。美国食品和药品监督管理局(FDA)定义阿片类药耐受：无论长期使用与否，应用的阿片类药物等效剂量大于等于 60 mg/d 口服吗啡，并持续 7 天或更长时间[5]。阿片类药耐受患者平时可能在家使用阿片类短效的即时释放剂型(如羟考酮、氢可酮、吗啡、经口腔黏膜吸收芬太尼)或长效的缓释剂型[如硫酸吗啡(美施康定)、盐酸羟考酮(奥斯康定)、芬太尼透皮贴剂]，给药途径包括口服、皮下注射、经皮、经鞘内，应建议其沿用平时镇痛方案，包括平时使用的即时释放、缓释和透皮剂型。

美沙酮是一种 μ 型阿片受体激动剂，可作为慢性疼痛患者处方药，也可作为阿片类药物成瘾患者的一种替代治疗药(1 次/天)，这些患者都有耐受性，而且还可能伴有痛敏[13]。对于应用美沙酮镇痛或替代疗法患者，因药物半衰期长，围术期应继续原方案，以免体内美沙酮水平明显波动[13,14]。

阿片类药耐受患者需采用循证的多模式镇痛方案，确保镇痛完善，以缩短住院时间，防止戒断反应并避免再次入院[5]。FDA 虽有等效剂量大于等于 60 mg/d 口服吗啡的定义，但在急性疼痛的临床处理中，常见术后小剂量阿片类药(20 mg/d 吗啡等效量)暴露超过 7～10 天，疗效也可明显降低而致镇痛不良的情形。

任何多模式镇痛方案的具体组分均应根据患者特定病情及手术情况进行调整，但以下情形除外：① 尽可能采用区域麻醉或椎管内阻滞/镇痛。② 应用非阿片类佐剂[如非甾体类抗炎药(NSAIDs)/环氧合酶- 2(COX - 2)抑制剂、对乙酰氨基酚、加巴喷丁类、α 受体激动剂、静脉注射(IV)利多卡因]。③ 使用 NMDA 受体拮抗剂(如氯胺酮)。④ 只是将阿片类药物作为镇痛补救措施使用时。术前给予非阿片类镇痛药越来越受欢迎，一般是术前给 1 次、术后继续维持(表 3 - 1)。业已证实，术前口服普瑞巴林[15-18]、加巴喷丁及塞来昔布[19]可有效节俭术后阿片类药需求；术前联合应用对乙酰氨基酚、普瑞巴林和塞来昔布，并与术后继续维持也可明显获益[20]。上述方案已用于作者所在医院骨科、泌尿外科及妇科手术。

表 3 - 1   用于预先镇痛治疗的多模式非阿片类药物

药　　物	给药途径	推荐剂量(术前 2 h)
对乙酰氨基酚	口服	1 000 mg(≥50 kg 体重)
塞来昔布	口服	200～400 mg
普瑞巴林	口服	75～150 mg
加巴喷丁	口服	900～1 200 mg

术中管理

在 PSH 模式下，手术当日负责麻醉的医师可在全面术前评估与管理策略的基础上，很快推出最终麻醉方案。患者术前宜持续执行镇痛方案直至手术时，包括晨服的阿片类药。

在制订术中镇痛方案时，麻醉医师需同时兼顾患者疼痛性质及所选麻醉药的作用机制。疼痛是复杂的主观体验，一般分为五类：伤害感受性疼痛、神经病理性疼痛、心因性疼痛、混合性疼痛及特发性疼痛[21]：

- 伤害感受性疼痛系指锐痛或钝痛、酸痛、搏动性疼痛或压迫样疼痛一类。
- 神经病理性疼痛多见灼痛、强烈的麻木或刺痛。
- 混合性疼痛是伤害感受性通路与神经病理性通路共同作用的结果。
- 心因性疼痛是一种情感或精神现象，唯有在排除其他伤害感受性或神经病理性原因后才考虑。
- 特发性疼痛指原因不明的一类疼痛。

多模式镇痛应兼顾疼痛类型及其通路，联合使用作用于通路上不同位点的药物，以达到多种药物间的协同目的。

- 阿片类药物作用于脊髓上行抑制性通路与脊髓后角，阻断伤害性疼痛信号传入。
- NSAID 类药作用于脊髓及周围神经，抑制环氧化酶，降低前列腺素引发的炎性反应，从而减轻伤害性疼痛。
- 对乙酰氨基酚可能主要通过中枢抑制环氧化酶途径而减轻伤害性疼痛。
- 区域麻醉药依据给药路径或给药区域不同，作用于中枢、脊髓和外周部位。
- NMDA 受体拮抗剂通过脊髓后角抑制伤害感受性疼痛与神经病理性疼痛。
- 加巴喷丁类药与脊髓、大脑钙通道结合，缓解神经病理性疼痛。

接受手术的阿片类药耐受患者围术期虽难免使用阿片类药物，但多模式镇痛方式对于这类患者术中急性疼痛的控制至关重要，包括术中辅助性镇痛措施，如硬膜外/区域镇痛、氯胺酮、右美托咪定及利多卡因输注等。

氯胺酮

阿片类药物一次给药即可活化 NMDA 受体[22]，从理论上来说，耐受性及痛敏都是始于首次给药。动物研究表明，NMDA 受体拮抗剂氯胺酮在强化吗啡镇痛效能同时，尚可逆转其耐受性并预防急性耐受[23]。从未用过阿片类药患者以氯胺酮作为镇痛佐剂可明显节俭术后对阿片类药需求，预防慢性疼痛及痛敏形成，减少阿片类药相关不良反应如恶心、呕吐等[24-26]。但有关氯胺酮术中用于阿片类药耐受患者效果的报道不多。

洛夫斯特（Loftus）等观察显示[27]，接受背部手术的阿片类药依赖患者术中输注氯胺酮，可节俭术后最初 48 小时内及术后 6 周内的阿片类药需求，明显降低在术后恢复室（PACU）及术后 6 周内的平均疼痛评分[27]，作者建议服用吗啡等效剂量不小于 30 mg/d，预计术后伴有中—重度疼痛患者，术中静脉注射氯胺酮 0.5 mg/kg 负荷量后，持续泵注 0.25 mg/(kg·h)。

术后在缺乏连续监测心功能或呼功条件下（ICU 或远程监控），泵注氯胺酮也可能较安全[28]，关键是院内急性疼痛管理服务部（APMS）要定期监测镇痛疗效并进行滴定。相关研究虽显示患者对氯胺酮具有良好的耐受性，但还是应注意精神方面的不良反应。

区域麻醉与镇痛

很多手术仅采用区域麻醉/椎管内阻滞方法即可完成，如四肢、颈动脉内膜剥脱及疝修补术等，这无疑利于降低阿片类药耐受患者的依赖性，虽然多数手术还是要求全身麻醉，但将区域阻滞作为多模式镇痛的一个组成部分，可节俭这类患者阿片类药需求，长效局部麻醉药与连续置管方法对术后最初几天最严重的急性疼痛有显效。

周围神经阻滞埋管法可明显延长术后镇痛时间（静息、活动时疼痛），减轻对阿片类药的依赖，改善睡眠质量，加速康复并可提高患者总体满意度[29]。与单独应用阿片类药相比，硬膜外镇痛完善，明显减少阿片类药耗量，改善康复质量[30]。

尽可能选用合适的区域阻滞，包括单次或连续周围神经阻滞及硬膜外镇痛方法。值得注意的是，区域阻滞对阿片类药耐受患者虽拥有诸多获益，也须谨慎地继续给予阿片类药，以防止戒断反应并控制与手术无关的慢性疼痛。

利多卡因输注

利多卡因静脉注射镇痛方法广泛用于腹部手术，不论是开腹还是腹腔镜术，此法均可有效缓解术后 48 小时内疼痛程度，减少阿片类药耗量，促进肠道功能恢复，缩短住院时间[31]。

术中及术后泵注利多卡因，相较于胸段硬膜外镇痛方法，结直肠手术患者肠道恢复时间与出院时间两法相当，只是后者疼痛评分更低些[32]。

术中泵注利多卡因并非适用于所有手术，用于乳腺切除术患者效果与安慰剂相似，未见疼痛有所缓解或阿片类药耗量降低[33]。利多卡因用于阿片类药耐受人群报道不多，现有资料显示，若禁忌区域阻滞，作为多模式镇痛的一个部分，术中泵注利多卡因可能有效，推荐负荷量 1.5 mg/kg、术中持续静输 1.5 mg/(kg·h)。

右美托咪定

脊髓后角 α_2 受体密度高,作用于该受体可有效缓解疼痛。右美托咪定是一种高选的 α_2 受体激动剂,具有镇静、抗焦虑、拟交感与镇痛作用,而且对呼吸影响轻微。

右美托咪定在实验性神经病性痛大鼠上表现出抗痛敏作用[34]。对于接受腹腔镜下吸脂术患者,术中随机输注右美托咪定 0.2 μg/(kg·h)、0.4 μg/(kg·h)、0.8 μg/(kg·h),可节俭阿片类药与止吐剂的用量,并缩短 PACU 滞留时间,但未改变 PACU 外阿片类药应用模式或恢复质量[35]。

虑及右美托咪定心血管效应,即心动过缓与低血压,图凡诺古拉里(Tufanogullari)及其同事[35]建议作为镇痛佐剂术中输注右美托咪定 0.2 μg/(kg·h)。格贝特(Gurbet)等[36]的研究表明,与安慰剂相比,术中输注右美托咪定 0.5 μg/(kg·h)可节俭经腹子宫全切患者术后 48 小时的阿片类药用量,且不影响疼痛评分。虽然尚未见有用于阿片类药耐受人群的特定研究,但鉴于文献显示,术中持续泵注右美托咪定可节俭术中阿片类药用量,PACU 外可能有必要继续静输。

术后管理

作为 PSH 模式的一个部分,阿片类药耐受患者的镇痛管理应延续至手术室外。对于回病房的术后患者一般都由手术医师下达镇痛医嘱,但麻醉医师有大量介入与协作的机会,而且宜早期制订术后镇痛药物管理及期望,利于营造患者积极向上的治疗体验。

有关阿片类药耐受患者的术后镇痛策略着重讨论:

- 非阿片类药多模式镇痛方案的益处
- 康复性家庭用药方案,包括阿片受体激动-拮抗剂
- APMS 在 PSH 模式中的作用

术后多模式镇痛方案

术后疼痛管理欠佳与并发症密切相关,如心肌缺血、肺功能障碍、肠梗阻、血栓、免疫功能降低、伤口感染及焦虑等[37]。此外,患者满意度评分现已与医院医保核销相挂钩[医务人员和医疗体系的消费者评估(HCAHPS)],疼痛是患者满意度不高的重要原因,与镇痛不全相关的转归不良可致医保费用支出上升。

多模式镇痛方式已成功用于多种手术临床路径,可降低阿片类药耗量[38]、减少手术并发症[38,39]并缩短住院时间[38-40]。多模式镇痛药物包括:对乙酰氨基酚(口服与静脉注射)、COX-2 抑制剂、加巴喷丁类(加巴喷丁、普瑞巴林)、

NSAIDs、糖皮质激素类、局部麻醉药、α₂ 受体激动剂（可乐定、右美托咪定）及氯胺酮（表 3 - 2），这些非阿片类药物在一定程度上可最大限度地节俭阿片类药、改善镇痛效果。

表 3 - 2　用于术后多模式镇痛的非阿片类药物

药　物	给药途径	推荐剂量与给药频次
对乙酰氨基酚	口服/静脉注射	1 000 mg，每 6 h 1 次（≥50 kg 体重）
布洛芬	口服	600 mg，每 6 h 1 次
酮咯酸	口服/静脉注射	15～30 mg，每 6 h 1 次
塞来昔布	口服	200～400 mg，每 12 h 1 次
加巴喷丁	口服	600～800 mg，每日 3 次
普瑞巴林	口服	75～150 mg，每 12 h 1 次
氯胺酮	静脉注射	负荷量 0.5 mg/kg，维持量 0.25 mg/(kg·h)

多模式镇痛方法用于临床迄今已超过 15 年，但凯莱特（Kehlet）等[41] 于 2006 年才首次报道了此法与临床转归密切相关，如可缩短结直肠手术患者住院时间。其后有很多大型综述与荟萃分析总结了可用于多模式镇痛药物的作用，包括加巴喷丁[42]、普瑞巴林[43] 的阿片类药节俭效应。阿片类药复合一种 NSAID 镇痛效果明显优于单独应用阿片类药[44]，总之，业已证实非阿片类药可明显改善镇痛疗效，对于阿片类药耐受患者来说更是如此。

阿片类药耐受人群因长期使用，剂量一般都高出手术医师常规用量很多，经常会就出院带药方案寻求帮助，阿片类药物从静注转换到口服，要求医师具备疼痛管理相关经验及技能[45]。

术后口服镇痛药与重启家庭用药

若患者术前正服用阿片类复方药，譬如氢可酮＋对乙酰氨基酚，就应与麻醉医师商榷术后镇痛药物的使用：镇痛主药为非阿片类药物如 NSAIDs、对乙酰氨基酚、加巴喷丁类药等，唯有爆发性疼痛时才用阿片类药；除非胃肠术后患者或存在其他无法口服因素，否则均应于手术当晚开始口服；术后（再）入院患者，一般需阿片类药静脉注射，静脉注射自控镇痛（PCA）方式给予阿片类药，患者满意度高于间歇口服、肌内注射或静脉注射途径给药，不良事件率也相应较低[46]；阿片类药耐受患者可考虑氢吗啡酮或舒芬太尼等强效药，PCA 应相应设定在较高剂量水平，以满足镇痛需求。

特别注意事项：阿片类药物成瘾患者的管理

阿片类药物成瘾患者的镇痛管理有其特殊性，主要在于这类患者多数都有长期的阿片类药滥用史,以及随之而来的严重耐药性与痛敏。处于术后康复期的成瘾患者,对镇痛而暴露于非平时维持用阿片类药或已彻底戒断又重新暴露于阿片类药的情形,常见怀有极度恐惧心理。采用阿片类药替代疗法(ORT)患者,除了阿片受体激动剂美沙酮外,依据个体情况,尚有使用丁丙诺啡(归为部分激动剂类,尚有争议)或阿片受体拮抗剂(纳曲酮)替代患者。

丁丙诺啡

丁丙诺啡是一种对 μ 型受体具有高度亲和力的半合成阿片类药,用于滥用治疗的市售剂型有单药(Subutex)或丁丙诺啡—纳洛酮复方制剂(Suboxone)两种,近期 FDA 又批准了丁丙诺啡经口黏膜贴剂用于慢性疼痛。有关服用丁丙诺啡患者围术期管理的资料有限,加之高亲和性、受体解离缓慢与镇痛作用的天花板效应,均有可能使其难于满足镇痛要求。

服用丁丙诺啡患者的镇痛策略主要来自专家意见及病例报告。布莱森(Bryson)等学者[13]报道了两种基本管理方案:围术期继续使用丁丙诺啡或于术前撤药。

使用丁丙诺啡患者术前管理的最佳策略尚无明确共识,多数建议术前停药以避免其镇痛作用的天花板效应或需额外补充大剂量阿片类药物,但中断 ORT 有复吸风险,需根据患者具体情况仔细评估。鉴于美国药物滥用及成瘾率很高,围术期团队与成瘾治疗专家商榷会诊可能是一种有效途径。

术前若停用丁丙诺啡,应停 3 天,其经肝脏代谢并由胆道系统排出(一般72 小时)。因多数患者具有耐受性,术后应用 μ 受体激动剂镇痛宜加大用量。丁丙诺啡作用时间约 40 小时[47],但舌下给药消除半衰期长达 37 小时[48]。如术前 3 天使用的是丁丙诺啡—纳洛酮复方剂型,因其 μ 受体高亲和性而解离缓慢,药效将持续存在[47],术后采用常规剂量的阿片类药镇痛,鉴于丁丙诺啡竞争性结合受体与天花板效应特性,很可能导致镇痛不足。为此,强调区域麻醉及非阿片类药物的应用,尤其强效、不干扰呼吸的药物,如氯胺酮[49],以达到满意的镇痛水平[50]。

对于围术期继续服用丁丙诺啡—纳洛酮复方剂患者,因丁丙诺啡属于强效的 μ 受体部分激动剂,小手术术后一般无须额外加药即可满足镇痛要求[13];若行大手术,酌情添加,譬如,患者围术期服用丁丙诺啡—纳洛酮复方剂型每天 1次,有医师推荐可加用短效的阿片类药如芬太尼,不过量要大些[13]。这类患者如采用多模式镇痛方式,丁丙诺啡与其他阿片类药物复合应用带来的镇痛效应很难预料,不良反应也是如此;行四肢手术,周围神经阻滞镇痛完善,一般无须额外添加其他镇痛药,可明显节俭阿片类药物,这种情形建议急性疼痛管理服务(APMS)早期介入。

在或缺明确共识情况下,麻醉医师宜尽量与负责制订、管理患者出院后镇痛方案的手术医师一起商榷,决策丁丙诺啡术前停用与否,由此可见,复杂病情患者安全有效的围术期管理,强调合作与协调的重要性。

纳曲酮

不同于丁丙诺啡或美沙酮,纳曲酮是一种纯粹的阿片受体竞争性拮抗剂,用于阿片类、酒精成瘾患者治疗,剂型有每天1次的口服剂或每月1次的长效注射剂(Vivitrol)两种。不推荐术后应用阿片类受体激动剂控制疼痛,因为剂量要求很大,才能对抗其竞争性拮抗作用。纳曲酮口服血浆半衰期为4小时,但其活性代谢产物半衰期达13小时,术日晨应停口服药[13];长效剂型作用约30天,建议择期手术至少延至最后一次注射30天后[13]。

综上,阿片类药成瘾患者的术前管理,除了要考虑成瘾药物、剂型与机制外,还要结合手术类型、紧急程度、病情评估等综合考量,才能获益,麻醉医师、手术团队与患者三方共同协作十分重要,商榷决策是最大程度上应用非阿片类药多模式镇痛方案下按期手术、还是延期手术,以免阿片类药效果不佳甚至无效。

围术期不停丁丙诺啡—纳洛酮复方药患者,接受伴有中—重度术后疼痛手术的镇痛管理策略,推荐意见如下:

- 尽可能联合应用区域麻醉方法。
- 使用非阿片类辅助性镇痛药,除非有禁忌证。
- 若使用阿片类药物,需加大剂量,但存在镇痛不良可能,不良反应可因此增加,宜适度提高监护等级。
- 考虑APMS早期介入。

急性疼痛管理服务在围术期外科之家的作用

术后,为麻醉医师主导的APMS提供了一个大展身手的机会,可积极指导住院期间甚至院外患者镇痛治疗。镇痛服务仅术中患者安全渡过是不够的,术后镇痛完善与否关系到患者远期转归,是PSH的一个关键环节。阿片类药耐受患者术后疼痛管理极具挑战性,周密方案可能会使这些患者得到显著的改善。

连续周围神经阻滞越来越受欢迎,尤其阿片类药耐受患者[51]。APMS在管理连续周围神经阻滞与患者教育方面具有重要作用。作者所在医院APMS麻醉医师及其同事通过传呼系统为阻滞患者提供24小时管理服务。随着手术路径的增加,区域麻醉及其镇痛技术将变得越来越重要[45]。

APMS在PSH管理阿片类药耐受的术后患者优势在于:

- 管理连续周围神经阻滞,包括从出PACU到出院甚至院外患者的滴定、不良反应及不影响行走功能的注药导管装置。

- 启用并管理辅助性镇痛措施，如要求专业技能的氯胺酮。
- 指导并建议阿片类药的更换及出院带药方案，包括大剂量阿片类药在内。

小结

在最大限度地减少不良事件的前提下，接受手术的阿片类药耐受患者术后急性疼痛的管理极富挑战性。掌握区域麻醉技能与相关药理知识的麻醉医师，通过实施始于术前早期、全面的阿片类药节俭策略，可明显改善 PSH 中阿片药耐受患者的管理质量，术中主要凭借多模式镇痛方案尽可能减少阿片类药需求，术后则借助 APMS 帮助患者从住院平稳过渡到出院，麻醉医师全程参与其中。管理诸如阿片类药耐受等复杂病情患者，要求麻醉专业技能，尤其是在麻醉专业推进到围术期医学专业时。

尚未展开 APMS 或 PSH 医疗机构的从业人员，就 PSH 的重要性与质量评估及管理部门展开讨论应是个不错的开端，感兴趣人员可通过麻醉与外科同事进一步激发主动性，与已经实施 PSH 部分工作的外院麻醉科开展合作也很有帮助，特别是存在行政或财务阻力时，否则，凭一己之力难于撼动整个机构文化传统。

PSH 的管理效率尚待进一步证实，但类似管理模式 PCMH 的获益一目了然，加之 ASA 的支持，有理由保持乐观。实现 PSH 三重目标不仅需要麻醉医师的专业技能，也需要外科医师及管理层的通力协作。通过持续改进措施，麻醉医师有望极大地改善整个围术期的连续性。

（张萍　翻译　李治贵　审校）

参考文献

［1］ Gan TJ，Habib AS，Miller TE，et al. Incidence，patient satisfaction，and perceptions of post-surgical pain：results from a US national survey. Curr Med Res Opin 2014；30：149 – 160.
［2］ Kain Z，Vakharia S，Garson L，et al. The perioperative surgical home as a future perioperative practice model. Anesth Analg 2014；118(5)：1126 – 1130.
［3］ Berwick DM，Nolan TW，Whittington J. The triple aim：care，health，and cost. Health Aff 2008；27：759 – 769.
［4］ Vetter TR，Boudreaux AM，Jones KA，et al. The perioperative surgical home：how anesthesiology can collaboratively achieve and leverage the triple aim in health care. Anesth Analg 2014；118(5)：1131 – 1136.
［5］ Abel RB，Rosenblatt MA. Preoperative evaluation and preparation of patients for orthopedic surgery. Anesthesiol Clin 2014；32：881 – 892.
［6］ Gulur P，Williams L，Chaudhary S，et al. Opioid tolerance — a predictor of increased length

of stay and higher readmission rates. Pain Physician 2014; 17: E503 - 507.

[7] Institute of Medicine (US) Committee on Advancing Pain Research, Care, and Education. Relieving pain in America: a blueprint for transforming prevention, care, education, and research. Washington, DC: National Academies Press; 2011.

[8] Mahathanaruk M, Hitt J, de LeonCasasola OA. Perioperative management of the opioid tolerant patient for orthopedic surgery. Anesthesiol Clin 2014; 32: 923 - 932.

[9] Angst M. Intraoperative use of remifentanil for TIVA: postoperative pain, acute tolerance, and opioid-induced hyperalgesia. J Cardiothorac Vasc Anesth 2015; 29(Suppl 1): S16 - 22.

[10] Kim SH, Stoicea N, Soghomonyan S, et al. Intraoperative use of remifentanil and opioid induced hyperalgesia/acute opioid tolerance: systematic review. Front Pharmacol 2014; 5: 108.

[11] Lee M, Silverman S, Hansen H, et al. A comprehensive review of opioid-induced hyperalgesia. Pain Physician 2011; 14: 145 - 161.

[12] Yi P, Pryzbylkowski P. Opioid induced hyperalgesia. Pain Med 2015; 16: S32 - 36.

[13] Bryson E. The perioperative management of patients maintained on medications used to manage opioid addiction. Curr Opin Anaesthesiol 2014; 27: 359 - 364.

[14] Peng PWH, Tumber PS, Gourlay D. Review article: perioperative pain management of patients on methadone therapy. Can J Anaesth 2005; 52(5): 513 - 523.

[15] Bornemann-Cimenti H, Lederer AJ, Wejbora M, et al. Preoperative pregabalin administration significantly reduces postoperative opioid consumption and mechanical hyperalgesia after transperitoneal nephrectomy. Br J Anaesth 2012; 108: 845 - 849.

[16] Buvanendran A, Kroin JS, Della Valle CJ, et al. Perioperative oral pregabalin reduces chronic pain after total knee arthroplasty: a prospective, randomized, controlled trial. Pain Med 2010; 110(1): 199.

[17] Sawan H, Chen AF, Viscusi ER, et al. Pregabalin reduces opioid consumption and improves outcome in chronic pain patients undergoing total knee arthroplasty. Phys Sportsmed 2014; 42(2): 10 - 18.

[18] Kim JC, Choi YS, Kim KN, et al. Effective dose of peri-operative oral pregabalin as an adjunct to multimodal analgesic regimen in lumbar spinal fusion surgery. Spine 2011; 36(6): 428 - 433.

[19] Derry S, Moore RA. Single dose oral celecoxib for acute postoperative pain in adults. Cochrane Database Syst Rev 2013; (10): CD004233.

[20] Trabulsi EJ, Patel J, Viscusi ER, et al. Preemptive multimodal pain regimen reduces opioid analgesia for patients undergoing robotic-assisted laparoscopic radical nephrectomy. Urology 2010; 76(5): 1122 - 1124.

[21] Welchek CM, Mastrangelo L, Sinatra RS, et al. Qualitative and quantitative assessment of pain. In: Sinatra R, de Leon-Cassasola OA, Ginsberg B, et al, editors. Acute pain management. New York: Cambridge University Press; 2009. p.147 - 166.

[22] Larcher A, Laulin JP, Celerier E, et al. Acute tolerance associated with a single opiate administration: involvement f N-methyl-D-aspartate-dependent pain facilitatory systems. Neuroscience 1998; 84(2): 583 - 589.

[23] Shimoyama N, Shimoyama M, Inturrisi CE, et al. Ketamine attenuates and reverses morphine tolerance in rodents. Anesthesiology 1996; 85: 1357 - 1366.

[24] Laulin JP, Marette P, Corcuff JB, et al. The role of ketamine in preventing fentanylinduced hyperalgesia and subsequent acute morphine tolerance. Anesth Analg 2001; 94(5): 263 - 269.

[25] Subramaniam K, Subramaniam B, Steinbrook RA. Ketamine as adjuvant analgesic to

opioids: a quantitative and qualitative systematic review. Anesth Analg 2004; 99(2): 482 -
495.

[26] Bell RF, Dahl JB, Moore RA, et al. Perioperative ketamine for acute postoperative pain.
Cochrane Database Syst Rev 2006; (1): CD004603.

[27] Loftus RW, Yeager MP, Clark JA, et al. Intraoperative ketamine reduces perioperative
opiate consumption in opiate-dependent patients with chronic back pain undergoing back
surgery. Pain Med 2010; 113: 639 - 646.

[28] Schwenk ES, Baratta JL, Gandhi K, et al. Setting up an acute pain management service.
Anesthesiol Clin 2014; 32: 893 - 910.

[29] Ilfeld BM. Continuous peripheral nerve blocks: a review of the published evidence. Anesth
Analg 2011; 113(4): 904 - 925.

[30] Capdevila X, Berthelet Y, Biboulet P, et al. Effects of perioperative analgesic technique on
the surgical outcome and duration of rehabilitation after major knee surgery. Anesthesiology
1999; 91(1): 8 - 15.

[31] McCarthy GC, Megalla SA, Habib AS. Impact of intravenous lidocaine infusion on
postoperative analgesia and recovery from surgery: a systematic review of randomized
controlled trials. Drugs 2010; 70(9): 1149 - 1163.

[32] Wongyingsinn M, Baldini G, Charlebois P, et al. A randomized controlled trial in patients
undergoing laparoscopic colorectal surgery using an enhanced recovery program. Reg Anesth
Pain Med 2011; 36: 241 - 248.

[33] Terkawi AS, Durieux ME, Gottschalk A, et al. Effect of intravenous lidocaine on
postoperative recovery of patients undergoing a mastectomy: a double-blind, placebo-
controlled randomized trial. Reg Anesth Pain Med 2014; 39(6): 472 - 477.

[34] Poree LR, Guo TZ, Kingery WS, et al. The analgesic potency of dexmedetomidine is
enhanced after nerve injury: a possible role for peripheral alpha2-adrenoreceptors. Anesth
Analg 1998; 87: 941 - 948.

[35] Tufanogullari B, White PF, Peixoto MP, et al. Dexmedetomidine infusion during
laparoscopic bariatric surgery: the effect on recovery outcome variables. Anesth Analg
2008; 106(6): 1741 - 1748.

[36] Gurbet A, Basagan-Mogol E, Turker G, et al. Intraoperative infusion of dexmedetomidine
reduces perioperative analgesic requirements. Can J Anaesth 2006; 53(7): 646 - 652.

[37] Joshi GP, Ogunnaike BO. Consequences of inadequate postoperative pain relief and chronic
persistent postoperative pain. Anesthesiol Clin North America 2005; 23: 21 - 36.

[38] Larson DW, Lovely JK, Cima RR, et al. Outcomes after implementation of a multimodal
standard care pathway for laparoscopic colorectal surgery. Br J Surg 2014; 101: 1023 - 1030.

[39] Madani A, Fiore JF, Wang Y, et al. An enhanced recovery pathway reduces duration of stay
and complications after open pulmonary lobectomy. Surgery 2015; 158: 899 - 910.

[40] Michelson JD, Addante RA, Charlson MD. Multimodal analgesia therapy reduces length of
hospitalization in patients undergoing fusions of the ankle and hindfoot. Foot Ankle Int
2013; 34: 1526 - 1534.

[41] Kehlet H, Jensen TS, Woolf CJ. Persistent postsurgical pain: risk factors and prevention.
Lancet 2006; 367: 1618 - 1625.

[42] Hurley RW, Cohen SP, Williams KA, et al. The analgesic effects of perioperative
gabapentin on postoperative pain: a meta-analysis. Reg Anesth Pain Med 2006; 31: 237 -
247.

[43] Zhang J, Ho KY, Wang Y. Efficacy of pregabalin in acute postoperative pain: a meta-
analysis. Br J Anaesth 2011; 106: 454 - 462.

[44] Elia N, Lysakowski C, Tramer MR. Does multimodal analgesia with acetaminophen, nonsteroidal antiinflammatory drugs, or selective cyclooxygenase - 2 inhibitors and patient-controlled analgesia morphine offer advantages over morphine alone? Anesthesiology 2005; 103: 1296 - 1304.

[45] Walters TL, Mariano ER, Clark JD. Perioperative surgical home and the integral role of pain medicine. Pain Med 2015; 16: 1666 - 1672.

[46] Viscusi ER. Patient-controlled drug delivery for acute postoperative pain management: a review of current and emerging technologies. Reg Anesth Pain Med 2008; 33: 146 - 158.

[47] Chen KY, Chen L, Mao J. Buprenorphine-naloxone therapy in pain management. Anesthesiology 2014; 120: 1262 - 1274.

[48] Elkader A, Sproule B. Buprenorphine: clinical pharmacokinetics in the treatment of opioid dependence. Clin Pharmacokinet 2005; 44: 661 - 680.

[49] Craven R. Ketamine. Anaesthesia 2007; 62: 48 - 53.

[50] Laskowski K, Stirling A, McKay WP, et al. A systematic review of intravenous ketamine for postoperative analgesia. Can J Anaesth 2011; 58: 911 - 923.

[51] Rapp SE, Ready LB, Nessly ML. Acute pain management in patients with prior opioid consumption: a case-controlled retrospective review. Pain 1995; 61: 195 - 201.

4. 慢性疼痛能预防吗？

伊格纳西奥·J.巴迪奥拉[a,b,*]

关键词

慢性疼痛 • 持续性术后疼痛 • 急性到慢性疼痛的转变 • 慢性疼痛遗传学 •
多模式镇痛

关键点

- 急性疼痛是机体面临危险时发出的一种重要而适宜的警告信号,可持续
  存在并转变为毫无益处的慢性疼痛,这个转变过程背后的病理生理机制
  尚未明了,但就急性疼痛在其中所起的作用而言,认识在过去20年来已
  有很大提高。
- 所有慢性疼痛都是由过去某一时间的急性疼痛发展而来的,只是大多难
  于追溯确切时间。术后急性疼痛转变为慢性疼痛因损伤时点明确,可作
  为探索该转变过程相关机制及危险因素的研究模型。
- 很多药物及处理举措对急性疼痛都有效,但能否预防术后急性疼痛向慢
  性疼痛转变尚需大规模随机临床研究来支撑。

简介

　　曾经接受手术或遭受创伤的所有患者都会因组织损伤而体验过某种形式的
急性疼痛,多数情形下,这种急性疼痛可在组织修复后短时间内消退,但也有不
少患者在"正常"愈合后依然诉疼痛。持续性术后疼痛(PPSP)因组织损伤的时
点确切,可作为探索慢性疼痛发生发展的研究模型[1]。PPSP与其他形式的慢性
疼痛一样,可严重干扰患者生活的方方面面,如睡眠、情绪、工作及社交等,其患

a 美国宾夕法尼亚州费城,宾夕法尼亚大学佩内尔曼医学院麻醉学与重症监护科;

b 美国宾夕法尼亚州19146,费城南街1840号宾州疼痛医学中心

* 宾夕法尼亚州19146,费城南街1840号宾州疼痛医学中心

E-mail: ignacio.badiola@uphs.upenn.edu

病率与慢性疼痛相近，是个重大公共健康问题[2,3]。

麦克雷（Macrae）[4]提出的 PPSP 基本定义为：在排除术前已有疼痛的基础上，至少持续 2 个月以上的术后疼痛。

本文开篇阐述了 PPSP 发生率较高的常见手术；继而综述了术后急性疼痛向慢性转变的发展机制，以及借助这些机制来延缓甚至终止发展进程的研究进展；再者，评述了包括医疗、心理、遗传在内的相关危险因素；最后扼要讨论了麻醉/手术医师采用的各类镇痛策略对 PPSP 的防治价值。

持续性术后疼痛相关的常见手术

乳腺术后的持续性疼痛

乳腺术后持续性疼痛发生率为 25%～50%[5]。乳腺外科有很多术式（肿瘤切除术、乳腺切除术、腋窝淋巴结清扫术），以及与手术一并进行的非手术治疗措施（放疗、化疗）[6]。PPSP 危险因素包括年龄较轻、术前存在其他部位的疼痛、腋窝淋巴结清扫术（相对于不施行清扫术或活检术）、放疗和神经损伤等[6]。鉴于当前资料的异质性，很难在相关 PPSP 诊断与处理上得出结论，仅有少数几个前瞻性研究在设计上涉及了可能的危险因素，多数研究并没有采纳当前术式或辅助疗法，而且在慢性疼痛的定义上、如何收集术前、术中、术后数据方面也不一致[6]，无疑都加大了归纳出明晰结论的难度[7]。

胸科手术

开胸术后慢性疼痛发生率为 30%～50%。因切皮、撑开肋骨、置入套管及缝合导致肋间神经损伤都是术后慢性疼痛的可能机制[8]，甚至有些还可能是关键因素[9]。不同研究小组评估了胸科术后 PPSP 的经典危险因素（如术前疼痛、急性疼痛的严重程度、性别、年龄与心理社会因素），以及恶性肿瘤术后经典因素（放疗、化疗），结果不尽相同[9]。开胸手术入路很多，包括后外侧、前路及保留肌肉的后外侧入路等，后两种既可保留肌肉，又便于显露肋骨。可汗（Khan）及其同事[10]比较了保留肌肉入路与传统后外侧入路对 10 例开胸手术患者慢性疼痛的影响，结果两种入路无明显差异。另一项观察纳入了 335 例患者（其中保留肌肉组 148 例、传统开胸组 187 例），发现两组术后 1 年慢性疼痛的发生率相当[11]。前入路小切口开胸术相较于后外侧入路，对 PPSP 可能有一定益处，但这一结果源于一项回顾性分析，且每组患者仅 28 例[12]。

电视胸腔镜手术是一种无须长切口的微创术式，相信可减少神经损伤，也得到了一些回顾性分析资料的支持，但前瞻性研究并未见有何裨益，术前、术后患者因素以及手术细节不详可能系未能得出利于降低 PPSP 结论的影响因素[9]。有几个研究评估了镇痛方法,如胸段硬膜外镇痛、胸膜腔镇痛、椎旁及肋间神经阻滞,均未见对 PPSP 有何影响。怀尔德加德(Wildgaard)及其同事[9]在一篇评论文章中指出,今后的研究应着眼于前瞻性试验(现绝大多数为回顾性分析),而且应有详尽的术前、术中和术后数据,特别是神经处理上应有客观评价指标。

截肢术后幻肢痛

截肢术后 PPSP 发生率为 50%~85%[4],这一点非常重要,因为每年有超过 185 000 例上肢或下肢截肢术[13]。疼痛主要是继发于伤害性及神经病性机制[14],分为幻肢痛与残肢痛(残余肢体疼痛),非疼痛性后遗症包括幻肢感觉障碍。2002 年的一篇系统综述回顾了术前与术后干预措施对慢性疼痛的影响,包括区域神经阻滞、硬膜外阻滞、降钙素和经皮神经电刺激等,很多研究本身存在严重局限性,如质量差、结果矛盾等[15]。另有一篇系统综述纳入了因外周血管疾患而致截肢术的 11 项研究,分别观察了不同药物[局部麻醉药、阿片类药、N-甲基-D-天冬氨酸(NMDA)受体拮抗剂、α_2 受体激动剂、γ-氨基丁酸类似物],多种药物复合应用及不同给药途径(硬膜外、口服、静脉、神经周围)对截肢术后慢性疼痛的影响,发现预先镇痛无助于降低术后慢性疼痛的发生[16]。

持续性术后疼痛的发生发展机制

在过去 10~15 年,急性疼痛向慢性疼痛转变过程涉及的相关机制,在细胞及分子层面已取得了不少进展,虽距彻底揭开其面纱还为时尚早,但认识到伤害性过程的异常改变,尤其是组织损伤后发生的持续性敏化,在转变过程中起着重要作用。随着神经元及辅助细胞的功能变化,如胶质细胞、免疫细胞,中枢敏化表现为中枢伤害性通路神经元兴奋性与突触传递效能长时程增强[17],周围神经系统与中枢神经系统(CNS)一样,也发生敏化。

周围初始损伤(如切皮)引起外周初级敏化:组织损伤导致炎性介质释放,后者作用于伤害感受器,激活胞内通路并最终改变感受器阈值及其动力学[18]。免疫系统也参与其中,损伤部位可吸引、黏附中性粒细胞、巨噬细胞,释放各种细胞因子,如白介素、肿瘤坏死因子(TNF)-α 等,TNF-α 继而促使金属蛋白酶释放[19],破坏血液-神经屏障,巨噬细胞因此而进入背根神经节,这对中枢敏化的发生发展具有重要意义。

中枢敏化表现为痛觉过敏、超敏、触诱发痛、点状/压力性痛觉过敏及时程延长等[17],正如外周敏化,中枢敏化也涉及神经元、胶质细胞和免疫细胞的共同作用。外周伤害感受器传入的冲动,可增大背角神经元皮肤感受野的空间范围,起到放大神经元响应、降低兴奋阈值作用[20]，这样，CNS 对同等强度的外周传入冲动，响应要比损伤前强得多。背角神经元动员可与谷氨酸（主要兴奋性递质）结合的 NMDA 受体，一旦结合，钙内流，胞内钙离子浓度升高，神经细胞去极化、兴奋性增强。在各种介质作用下，包括 P 物质、降钙素基因相关肽和肉瘤家族激酶，动员很多其他通路参与上述中枢敏化过程[18]，总体结果都是使 CNS 对外周传入冲动的响应比敏化前敏感得多。外周持续性冲动传入可改变背根神经节的基因转录过程，以此支撑神经细胞兴奋性长时程增强[21]。背角神经元的活性取决于脊髓上中枢兴奋性通路与抑制性通路之间的平衡，若不平衡将影响到背角神经细胞活性，而变得更为敏感。脊髓上中枢通路的研究多集中于：经延脑头端腹内侧区的 5-羟色胺能通路、经蓝斑核的去甲肾上腺素能通路，蓝斑脊髓传出通路释放的儿茶酚胺作用于 α_2 肾上腺素能受体，抑制兴奋性递质释放[22]。在疼痛大鼠模型上，观察到手术后背角蛋白酶上调现象，如组织蛋白酶 G，抑制组织蛋白酶 G 可降低背角炎性所致的中性粒细胞浸润及白介素-1β 水平，炎性痛觉敏化程度因此下降[23]；作者还在临床上观察了 246 例 PPSP 患者，发现组织蛋白酶 G 基因变异性与患者 PPSP 风险有关[23]。

免疫系统在外周与中枢敏化中具有重要意义。中性粒细胞、巨噬细胞在损伤部位聚集并释放各类介质，包括前列腺素及细胞因子类，如白介素-6、TNF-α 和白血病抑制因子，进一步使巨噬细胞趋向损伤部位，破坏血液-神经屏障，巨噬细胞得于进入背角。背角周围交感纤维的长芽现象与神经病性痛机制有关[18]，周围神经受损激活 CNS 小胶质细胞、星状胶质细胞及其他免疫细胞，小胶质细胞由静默态转为活跃态，引起反应性增生而使中枢敏化得于长时维持[24]。免疫系统还与阿片类药诱发的痛觉过敏有关，有实验表明剔除（烧蚀法）大鼠脊髓小胶质细胞可逆转吗啡诱发的痛觉过敏，但不干扰其抗伤害效应[25]。

基因多态性与慢性疼痛风险的高低有关，说明遗传学在其中也有重要意义。通过药物或技术手段，干扰（加强或抑制）相关基因表达各种介质，可降低慢性疼痛风险，但在 PPSP 防治上，尚需开发新型的生物标志物及镇痛药物[22]。

持续性术后疼痛的遗传学/表观遗传学机制

经典危险因素一样的患者接受同一手术，并非所有患者都会形成 PPSP，对此最合理的解释是个体差异，尤其是遗传上的差异可能有决定性作用。要了解遗传性及非遗传性因素（如环境）对同一种群内、不同种群间某些性状变异的影响程度，可通过遗传性来比较其相对重要程度[26]，遗传学研究当前估计慢性疼痛的遗传性约为 50%。总的来说，慢性疼痛尤其 PPSP，是一类遗传变量众多的复杂疾患，加之从急性疼痛向慢性疼痛转变过程中的各种干扰因素，无疑更为繁复[27]。核苷酸多态性突变,是可影响到基因表达的等位基因变异,因只涉及一个核苷酸分子位点,属于最简单的突变形式,其他形式则涉及更为复杂的基因序列变化。在已鉴定、可编码表达蛋白质的基因中,涉及 PPSP 的基因有离子通道、受体、转运体、转录因子、激素受体等基因[27]。譬如 CACNG2 基因编码表达的蛋白参与:AMPA 受体转运代谢;钙通道亚单位;影响神经受损后慢性疼痛形成的易感性。有项研究共纳入了行单侧乳腺切除的乳癌患者 549 例,在发生慢性疼痛的 215 例中,经单倍体检测证实存在单核苷酸多态性基因变异 12 例,其中有 5 例与慢性疼痛相关[28]。

P2X7R 基因编码 P2X7 受体,是一种 ATP-门控离子型受体。P2X7R 的某些突变型与小鼠神经受损诱发的机械性痛敏及痛行为缓解有关。有个队列研究表明,若患者携有低表达型的 P2X7R 等位基因,乳腺切除术后以及骨关节炎表现出的疼痛程度会有所减轻[29]。

很多研究人员目前正在探索各种慢性疼痛疾患与遗传的关系:颌面痛、前瞻性评估以及风险评估项目的研究人员,正在探索颞下颌关节疼痛背后的遗传因素[30-32];纤维肌痛症家族研究小组已完成家族聚集性的评估工作[33];arcOGEN 项目组及其他研究人员也已完成骨关节炎遗传学的研究[34-36]。

虽然宿主的基因组成决定了基因型,但基因型一样表型却不尽相同。人类基因组相同部分超过 99.9%[37],但只有 0.1% 的基因与个体差异相关[38],这 0.1% 尚不足以解释个体间痛体验的差异。譬如,同卵双生子之间的疼痛基因表型还是有差别,估计环境因素在塑造疼痛基因表型上具有关键性作用。表观遗传学探索在不修饰基因组成情况下,如何产生不同的表型(即基因型一致的宿主如何使其表型不同)[39]。压力、心理社会等环境因素可通过非 DNA 序列修饰机制,影响宿主对持续性疼痛的易感性。表观遗传学针对的是环境因素对基因的调控及表达方式[40]。现认为环境因素在双胞胎颈源性疼痛的发生发展中[41]及对阿片类药的反应方面有作用[42]。环境因素对基因表型的影响机制与 DNA 甲基化、RNA 干扰和组蛋白乙酰化有关[38]。慢性疼痛表观遗传学领域的工作正在深入中,如何利用它来降低 PPSP 尚不清楚。

术后慢性疼痛发生发展的危险因素

最终形成 PPSP 的患者,都是特定病史、信仰体系、心理与基因型差异等众多因素共同作用的结果。经典危险因素包括术前疼痛体验、暴露、术后疼痛强度、年龄、性别、遗传因素、术中神经损伤及心理社会因素等[21,43],框 4-1 归纳了危险因素,但并不是有危险因素就会出现慢性疼痛,如接受下颌截骨术有神经损伤患者,仅 10% 会发展为慢性疼痛[44]。

框 4-1　术后慢性疼痛形成的危险因素

- 性别(女性)
- 年龄(较轻)
- 手术部位的术前疼痛
- 手术部位以外的术前疼痛
- 对试验性疼痛刺激响应过度
- 焦虑
- 灾变恐惧
- 抑郁症
- 患者周围环境缺乏支持
- 对手术的恐惧
- 低收入
- 术前生活质量差
- 教育程度低
- 术前镇痛治疗
- 特殊遗传学/基因型
- 二次手术
- 手术部位(乳腺、截肢、开胸、疝气)
- 相对较大的手术切口
- 术中神经损伤
- 术后剧痛
- 术后应用大剂量镇痛药物
- 放疗
- 化疗
- 应激

杜曼斯(Deumans)等学者[22]评述了上述危险因素的局限性。理想的 PPSP 发生发展研究模型应囊括以下几个方面：术前/术后心理与神经精神因素评估资料；术中组织与神经处理详情；术后早期与晚期疼痛详情；全面详尽的临床资料以排除慢性疼痛的其他原因[43]。

年龄较小的成人是较认可的 PPSP 危险因素[4,7,43,45-47]，当然并非一定[3,48]。性别因素也很重要，多数研究表明女性风险较男性高[47,49]。有理论认为,性激素及其他性征相关机制对神经胶质细胞的活化具有重要作用,后者参与了中枢敏化过程[18]。

术后急性疼痛的强度是最认可的危险因素之一[50-52],几乎涉及所有手术类型,且不关乎手术时间[46]。结合上述 PPSP 发生发展机制来看,生物学意义明显。术后疼痛信号大量从外周传入并激活 CNS,导致外周与中枢敏化,神经可塑性改变。诱发疼痛慢性化的一个触发因素,是围术期损伤相关性放电数量及其对 CNS 的影响[46],术中宜力争避免损伤神经,但这很难做到,某些手术如截肢是不可能的,更常见的情形是,切皮、游离肌肉、筋膜与骨骼伤及小神经在所难免。

心理社会因素非常重要,一些研究者甚至认为,心理社会因素可能比医疗因素更为关键[53,54]。术前焦虑、灾变恐惧、抑郁、压力、延期返回工作及心理脆弱都与 PPSP 相关[54,55],并非所有针对特定心理变量的研究都能得出相似的结论。鲍威尔(Powell)等[56]评估了腹股沟疝修补术后 4 个月的患者,发现术前乐观情绪得分较低是个危险因素,而其他情绪变量则不是。心理学研究资料存在明显的异质性,难以展开荟萃分析。辛里奇(Hinrichs-Rocker)等[54]系统综述指出,有些研究采用标准测量方法作为转归预测评估指标,而有些则采用终点指标替代,作者建议今后研究宜采用标准化工具(即状态-特质焦虑问卷调查表)收集数据[54]。此外,支持多变量分析的大规模前瞻性研究不多,如分析预测因素与转归间的相互关系,转归宜采用较统一且方便统计汇总指标[55]。

预防慢性疼痛的镇痛策略

围术期镇痛策略预防慢性疼痛的假设,是基于终止或减缓外周与中枢敏化进程而降低慢性疼痛发生发展的风险。如前所述,急性疼痛向慢性疼痛转变过程中,涉及多条路径、多种介质,镇痛药物正是利用相关路径而起作用的,但并非所有的镇痛方法都可干扰关键的敏化过程,为此,也许镇痛治疗对慢性疼痛风险影响有限。

非甾体类抗炎药

非甾体类抗炎药(NSAIDS)通过抑制环氧合酶(COX)而干扰前列腺素的合成,至少有 2 种 COX 异构体——COX-1、COX-2 参与了炎性反应,后者更重要些。有 3 项异质性较大的前瞻性随机研究,应用的 NSAIDS、随访时点及疼痛转归均不同,但一致显示对 PPSP 发生率或严重程度无明显影响[57],其中 2 项观察了布洛芬对乳腺切除术后慢性疼痛的影响,另 1 项则评估了帕瑞考昔在乳腺成形术后的作用,从这 3 项观察结果来看,不推荐 NSAIDS 用于降低 PPSP 风险。

加巴喷丁

加巴喷丁通过结合突触前电压门控钙通道 $\alpha_2\delta$ 亚基而抑制钙离子内流及兴奋性递质释放。2011 年的一篇系统综述,共纳入了旨在评估加巴喷丁不同剂量、给药时机、给药时长及手术类型对 PPSP 影响的 10 项临床试验[58],其中 5 项术后 3 个月时采集各类疼痛指标,相较于安慰剂,未见加巴喷丁对 PPSP 有任何影响;术后 6 个月也与安慰剂相似;但在报告了主要转归的 6 项研究中,有 2 项提到未见任何疼痛发生,综述结论为加巴喷丁与安慰剂相比,在降低 PPSP 发生率方面未见任何益处。不过须指出的是,上述观察总样本量较小(加巴喷丁

133 例、安慰剂 147 例）；最长的给药时长为术后 30 天，多数研究只限于术前或术后一次给药。对于加巴喷丁来说，现在归纳结论还为时尚早，下一步的研究应侧重于较均衡的手术人群与标准化剂量，而且持续给药的时长应覆盖预期的整个术后急性疼痛时段[1]。

普瑞巴林

普瑞巴林作用机制与加巴喷丁相似。现有 6 项研究评价了普瑞巴林不同剂量、给药时机/时长及手术类型（心脏手术、全膝关节置换术、腰椎间盘摘除术、脊柱大手术及甲状腺切除术）对 PPSP 的影响[59-65]，同样存在异质性问题。查帕罗（Chapparo）及其同事[58]对其中 5 项进行了系统综述，文中述及仅 1 项报道术后3 个月时，抱怨手术部位以外或手术部位疼痛（主要结果）的患者比例，普瑞巴林明显优于安慰剂[63]。近期有 1 项研究观察了普瑞巴林对非体外循环下冠脉搭桥患者术后 3 个月慢性疼痛的影响，未见任何益处[65]。有项研究提到普瑞巴林可降低全膝置换术后 3 个月与 6 个月时慢性神经病性痛的发生率[62]；还有项观察期限达一年的研究，也未见有何获益[60]。与加巴喷丁一样，现在言普瑞巴林能否预防 PPSP 还为时尚早。

氯胺酮

氯胺酮是一种 NMDA 受体拮抗剂，该受体与中枢敏化有关。有份综述及在其纳入的 14 项旨在观察不同剂量与给药时长的研究中，氯胺酮应用时长及给药时机差别很大[58]，其中 6 项给药总量小于 1 mg/kg、4 项介于 1～2 mg/kg、4 项大于 2 mg/kg；5 项研究评估了开胸手术、乳腺手术、骨科手术和疝气修补术后 3 个月时疼痛发生率，氯胺酮与安慰剂相比，在预防 PPSP 上总体风险率未见差异[58]，但输注时间超过 1 天的亚组优于安慰剂；8 项研究报道氯胺酮可降低术后6 个月时 PPSP 发生率，有个输注时间不到 1 天的亚组也报道有效，但这 8 项研究手术类型很不均衡（关节置换、截肢、开胸、复杂矫形、直肠癌、乳腺、根治性前列腺切除术）。另有系统综述及荟萃分析[14,56]均认为氯胺酮对减轻慢性疼痛无甚益处。自查帕罗（Chapparo）等综述以来，尚未见有氯胺酮预防 PPSP 的研究报道[57]。鉴于当前资料手术类型、给药剂量和用药时长的不均衡性，氯胺是否有效尚难于得出明晰结论。

区域麻醉/椎管内阻滞

区域麻醉是减轻术后急性疼痛最有效的方法之一，此法可以大量减少 CNS 传入冲动而降低敏化程度，并有可能因此影响 PPSP。动物实验表明，区域麻醉有助于阻断术后敏化进程、降低疼痛易感性，但术中应用大剂量芬太尼情况下，未观察到相似结果[67]。安德列（Andreae）及其同事[68]分析了术后 6 个月 1 090 例、12 个月 441 例患者转归数据，显示硬膜外置管可降低开胸（250 例）、椎旁阻滞可降低乳癌切除（89 例）患者术后 6 个月时 PPSP 风险，作者分析硬膜外阻滞可使开胸术后患者 PPSP 风险下降 25%、椎旁阻滞降低乳癌术后慢性疼痛风险 20%，同时指出赖于分析的数据存在异质性、损耗、不完整等局限性[68]。区域麻醉缓解疼痛效果确切，但降低 PPSP 的证据强度不够[21]，很多研究偏倚明显，如多神经阻滞、技术方法差别、术式等不均衡性。

多模式镇痛

多模式镇痛是针对各疼痛路径中伤害性神经信号的转导、传递与调制等环节，运用不同技术与不同药物联合的镇痛方法[69]，节俭围术期阿片类药用量及其相关不良反应明确。尽管此法在围术期疼痛管理上十分可靠，但有关 PPSP 结局的研究却十分有限。乳癌术中创面联合应用加巴喷丁＋局部麻醉药乳膏＋罗哌卡因，与安慰剂相比，可明显缓解术后数月及 6 个月时的疼痛程度，且节俭镇痛药[70]。克拉克（Clarke）等学者[57]在其综述中提到 2 项多模式镇痛研究，分别显示于术后 3 个月、12 个月时对慢性疼痛有效。多模式镇痛方案能否预防 PPSP 尚需用于各类术式设计严密的对照研究来证实。

小结

术后慢性疼痛的发生发展至少在一定程度上系源自神经损伤或中枢敏化，最大限度地减少神经损伤或避免中枢敏化，理论上应可减缓疼痛的慢性化进程[1]。在近期的一次会议上，来自不同政府机构、大学、行业及各国与会专家，就"临床试验的方法、测量和疼痛评估"发出了一份倡议[1]，强调了慢性疼痛预防性处理举措的辨别与临床试验设计，如术前给药并达到有效剂量，如此给药有可能需持续数周甚至数月；如可能，药物/干预措施应据手术不同覆盖整个术后急性疼痛时段，也许需数月时间，相对于静脉给药或区域麻醉等策略来说，口服药简便得多，如加巴喷丁及普瑞巴林等。

急性疼痛向慢性疼痛转变过程中，对其涉及的机制、危险因素、以及处理策略的认识在过去 20 来年已有很大提高，当然，仍有很多问题尚待深入。鉴于现有资料的局限性，很难就具体接受某一手术的特定患者给出建议。当前迫切需要大规模多中心随机临床研究；此外，随着遗传学和分子机制面纱的揭开，科学家与临床医师之间的协作至关重要。

（张萍　翻译　李治贵　审校）

参考文献

［1］ Gewandter JS, Dworkin RH, Turk DC, et al. Research design considerations for chronic pain prevention clinical trials: IMMPACT recommendations. Pain 2015; 156: 1184 - 1197.

［2］ Kalso E. IV. Persistent post-surgery pain: research agenda for mechanisms, prevention, and treatment. Br J Anaesth 2013; 111: 9 - 12.

［3］ Johansen A, Romundstad L, Nielsen CS, et al. Persistent postsurgical pain in a general population: prevalence and predictors in the Tromso study. Pain 2012; 153: 1390 - 1396.

［4］ Macrae WA. Chronic post-surgical pain: 10 years on. Br J Anaesth 2008; 101: 77 - 86.

［5］ Gartner R, Jensen MB, Nielsen J, et al. Prevalence of and factors associated with persistent pain following breast cancer surgery. JAMA 2009; 302: 1985 - 1992.

［6］ Andersen KG, Kehlet H. Persistent pain after breast cancer treatment: a critical review of risk factors and strategies for prevention. J Pain 2011; 12: 725 - 746.

［7］ Andersen KG, Duriaud HM, Jensen HE, et al. Predictive factors for the development of persistent pain after breast cancer surgery. Pain 2015; 156(12): 2413 - 2422.

［8］ Elmore B, Nguyen V, Blank R, et al. Pain management following thoracic surgery. Thorac Surg Clin 2015; 25: 393 - 409.

［9］ Wildgaard K, Ravn J, Kehlet H. Chronic post-thoracotomy pain: a critical review of pathogenic mechanisms and strategies for prevention. Eur J Cardiothorac Surg 2009; 36: 170 - 180.

［10］ Khan IH, McManus KG, McCraith A, et al. Muscle sparing thoracotomy: a biomechanical analysis confirms preservation of muscle strength but no improvement in wound discomfort. Eur J Cardiothorac Surg 2000; 18: 656 - 661.

［11］ Landreneau RJ, Pigula F, Luketich JD, et al. Acute and chronic morbidity differences between muscle-sparing and standard lateral thoracotomies. J Thorac Cardiovasc Surg 1996; 112: 1346 - 50 [discussion: 1350 - 1].

［12］ Nomori H, Horio H, Suemasu K. Anterior limited thoracotomy with intrathoracic illumination for lung cancer: its advantages over anteroaxillary and posterolateral thoracotomy. Chest 1999; 115: 874 - 880.

［13］ Hsu E, Cohen SP. Postamputation pain: epidemiology, mechanisms, and treatment. J Pain Res 2013; 6: 121 - 136.

［14］ Humble SR, Dalton AJ, Li L. A systematic review of therapeutic interventions to reduce acute and chronic post-surgical pain after amputation, thoracotomy or mastectomy. Eur J Pain 2015; 19: 451 - 465.

［15］ Halbert J, Crotty M, Cameron ID. Evidence for the optimal management of acute and chronic phantom pain: a systematic review. Clin J Pain 2002; 18: 84 - 92.

［16］ Ypsilantis E, Tang TY. Pre-emptive analgesia for chronic limb pain after amputation for peripheral vascular disease: a systematic review. Ann Vasc Surg 2010; 24: 1139 - 1146.

［17］ Woolf CJ. Central sensitization: implications for the diagnosis and treatment of pain. Pain 2011; 152: S2 - 15.

［18］ Mifflin KA, Kerr BJ. The transition from acute to chronic pain: understanding how different biological systems interact. Can J Anaesth 2014; 61: 112 - 122.

［19］ Shubayev VI, Angert M, Dolkas J, et al. TNFalpha-induced MMP - 9 promotes macrophage recruitment into injured peripheral nerve. Mol Cell Neurosci 2006; 31: 407 - 415.

［20］ Woolf CJ, King AE. Dynamic alterations in the cutaneous mechanoreceptive fields of dorsal horn neurons in the rat spinal cord. J Neurosci 1990; 10: 2717 - 2726.

［21］ Richebe P, Julien M, Brulotte V. Potential strategies for preventing chronic postoperative pain: a practical approach: continuing professional development. Can J Anaesth 2015;

62(12): 1329 – 1341.

[22] Deumens R, Steyaert A, Forget P, et al. Prevention of chronic postoperative pain: cellular, molecular, and clinical insights for mechanism-based treatment approaches. Prog Neurobiol 2013; 104: 1 – 37.

[23] Liu X, Tian Y, Meng Z, et al. Up-regulation of cathepsin G in the development of chronic postsurgical pain: an experimental and clinical genetic study. Anesthesiology 2015; 123: 838 – 850.

[24] Grace PM, Hutchinson MR, Maier SF, et al. Pathological pain and the neuroimmune interface. Nat Rev Immunol 2014; 14: 217 – 231.

[25] Ferrini F, Trang T, Mattioli TA, et al. Morphine hyperalgesia gated through microglia-mediated disruption of neuronal Cl(−) homeostasis. Nat Neurosci 2013; 16: 183 – 192.

[26] Visscher PM, Hill WG, Wray NR. Heritability in the genomics era-concepts and misconceptions. Nat Rev Genet 2008; 9: 255 – 266.

[27] Clarke H, Katz J, Flor H, et al. Genetics of chronic post-surgical pain: a crucial step toward personal pain medicine. Can J Anaesth 2015; 62: 294 – 303.

[28] Nissenbaum J, Devor M, Seltzer Z, et al. Susceptibility to chronic pain following nerve injury is genetically affected by CACNG2. Genome Res 2010; 20: 1180 – 1190.

[29] Sorge RE, Trang T, Dorfman R, et al. Genetically determined P2X7 receptor pore formation regulates variability in chronic pain sensitivity. Nat Med 2012; 18: 595 – 599.

[30] Smith SB, Mir E, Bair E, et al. Genetic variants associated with development of TMD and its intermediate phenotypes: the genetic architecture of TMD in the OPPERA prospective cohort study. J Pain 2013; 14: T91 – 101.

[31] Slade GD, Fillingim RB, Sanders AE, et al. Summary of findings from the OPPERA prospective cohort study of incidence of first-onset temporomandibular disorder: implications and future directions. J Pain 2013; 14: T116 – 124.

[32] Smith SB, Maixner DW, Greenspan JD, et al. Potential genetic risk factors for chronic TMD: genetic associations from the OPPERA case control study. J Pain 2011; 12: T92 – 101.

[33] Arnold LM, Fan J, Russell IJ, et al. The fibromyalgia family study: a genome-wide linkage scan study. Arthritis Rheum 2013; 65: 1122 – 1128.

[34] Hudson G, Panoutsopoulou K, Wilson I, et al. No evidence of an association between mitochondrial DNA variants and osteoarthritis in 7393 cases and 5122 controls. Ann Rheum Dis 2013; 72: 136 – 139.

[35] Elliott KS, Chapman K, Day-Williams A, et al. Evaluation of the genetic overlap between osteoarthritis with body mass index and height using genome-wide association scan data. Ann Rheum Dis 2013; 72: 935 – 941.

[36] arcOGEN Consortium, arcOGEN Collaborators, Zeggini E, et al. Identification of new susceptibility loci for osteoarthritis (arcOGEN): a genome-wide association study. Lancet 2012; 380: 815 – 823.

[37] International HapMap Consortium. The international hapmap project. Nature 2003; 426: 789 – 796.

[38] Kim H, Dionne RA. Individualized pain medicine. Drug Discov Today Ther Strateg 2009; 6: 83 – 87.

[39] Buchheit T, van de Ven T, Shaw A. Epigenetics and the transition from acute to chronic pain. Pain Med 2012; 13: 1474 – 1490.

[40] Bai G, Ren K, Dubner R. Epigenetic regulation of persistent pain. Transl Res 2015; 165: 177 – 199.

[41] Fejer R, Hartvigsen J, Kyvik KO. Heritability of neck pain: a population-based study of 33,

794 Danish twins. Rheumatology (Oxford) 2006; 45: 589 – 594.

[42] Angst MS, Phillips NG, Drover DR, et al. Pain sensitivity and opioid analgesia: a pharmacogenomic twin study. Pain 2012; 153: 1397 – 1409.

[43] Kehlet H, Jensen TS, Woolf CJ. Persistent postsurgical pain: risk factors and prevention. Lancet 2006; 367: 1618 – 1625.

[44] Jaaskelainen SK, Teerijoki-Oksa T, Virtanen A, et al. Sensory regeneration following intraoperatively verified trigeminal nerve injury. Neurology 2004; 62: 1951 – 1957.

[45] Joris JL, Georges MJ, Medjahed K, et al. Prevalence, characteristics and risk factors of chronic postsurgical pain after laparoscopic colorectal surgery: retrospective analysis. Eur J Anaesthesiol 2015; 32: 712 – 717.

[46] Katz J, Seltzer Z. Transition from acute to chronic postsurgical pain: risk factors and protective factors. Expert Rev Neurother 2009; 9: 723 – 744.

[47] Peng Z, Li H, Zhang C, et al. A retrospective study of chronic post-surgical pain following thoracic surgery: prevalence, risk factors, incidence of neuropathic component, and impact on qualify of life. PLoS One 2014; 9: e90014.

[48] Hoofwijk DM, Fiddelers AA, Peters ML, et al. Prevalence and predictive factors of chronic postsurgical pain and poor global recovery one year after outpatient surgery. Clin J Pain 2015; 31(12): 1017 – 1025.

[49] Reddi D, Curran N. Chronic pain after surgery: pathophysiology, risk factors and prevention. Postgrad Med J 2014; 90: 222 – 7 [quiz: 226].

[50] VanDenKerkhof EG, Hopman WM, Goldstein DH, et al. Impact of perioperative pain intensity, pain qualities, and opioid use on chronic pain after surgery: a prospective cohort study. Reg Anesth Pain Med 2012; 37: 19 – 27.

[51] Steyaert A, De Kock M. Chronic postsurgical pain. Curr Opin Anaesthesiol 2012; 25: 584 – 588.

[52] Shipton EA. The transition from acute to chronic post surgical pain. Anaesth Intensive Care 2011; 39: 824 – 836.

[53] Block AR, Ohnmeiss DD, Guyer RD, et al. The use of presurgical psychological screening to predict the outcome of spine surgery. Spine J 2001; 1: 274 – 282.

[54] Hinrichs-Rocker A, Schulz K, Jarvinen I, et al. Psychosocial predictors and correlates for chronic post-surgical pain (CPSP) — a systematic review. Eur J Pain 2009; 13: 719 – 730.

[55] Theunissen M, Peters ML, Bruce J, et al. Preoperative anxiety and catastrophizing: a systematic review and meta-analysis of the association with chronic postsurgical pain. Clin J Pain 2012; 28: 819 – 841.

[56] Powell R, Johnston M, Smith WC, et al. Psychological risk factors for chronic postsurgical pain after inguinal hernia repair surgery: a prospective cohort study. Eur J Pain 2012; 16: 600 – 610.

[57] Clarke H, Poon M, Weinrib A, et al. Preventive analgesia and novel strategies for the prevention of chronic post-surgical pain. Drugs 2015; 75: 339 – 351.

[58] Chaparro LE, Smith SA, Moore RA, et al. Pharmacotherapy for the prevention of chronic pain after surgery in adults. Cochrane Database Syst Rev 2013; (7): CD008307.

[59] Suehs BT, Louder A, Udall M, et al. Impact of a pregabalin step therapy policy among medicare advantage beneficiaries. Pain Pract 2014; 14: 419 – 426.

[60] Gianesello L, Pavoni V, Barboni E, et al. Perioperative pregabalin for postoperative pain control and quality of life after major spinal surgery. J Neurosurg Anesthesiol 2012; 24: 121 – 126.

[61] Burke SM, Shorten GD. Perioperative pregabalin improves pain and functional outcomes 3

months after lumbar discectomy. Anesth Analg 2010; 110: 1180 - 1185.

[62] Buvanendran A, Kroin JS, Della Valle CJ, et al. Perioperative oral pregabalin reduces chronic pain after total knee arthroplasty: a prospective, randomized, controlled trial. Anesth Analg 2010; 110: 199 - 207.

[63] Pesonen A, Suojaranta-Ylinen R, Hammaren E, et al. Pregabalin has an opioidsparing effect in elderly patients after cardiac surgery: a randomized placebocontrolled trial. Br J Anaesth 2011; 106: 873 - 881.

[64] Kim SY, Jeong JJ, Chung WY, et al. Perioperative administration of pregabalin for pain after robot-assisted endoscopic thyroidectomy: a randomized clinical trial. Surg Endosc 2010; 24: 2776 - 2781.

[65] Joshi SS, Jagadeesh AM. Efficacy of perioperative pregabalin in acute and chronic post-operative pain after off-pump coronary artery bypass surgery: a randomized, double-blind placebo controlled trial. Ann Card Anaesth 2013; 16: 180 - 185.

[66] Klatt E, Zumbrunn T, Bandschapp O, et al. Intra-and postoperative intravenous ketamine does not prevent chronic pain: a systematic review and meta-analysis. Scand J Pain 2015; 7: 42 - 54.

[67] Meleine M, Rivat C, Laboureyras E, et al. Sciatic nerve block fails in preventing the development of late stress-induced hyperalgesia when high-dose fentanyl is administered perioperatively in rats. Reg Anesth Pain Med 2012; 37: 448 - 454.

[68] Andreae MH, Andreae DA. Local anaesthetics and regional anaesthesia for preventing chronic pain after surgery. Cochrane Database Syst Rev 2012; 10: CD007105.

[69] Gritsenko K, Khelemsky Y, Kaye AD, et al. Multimodal therapy in perioperative analgesia. Best Pract Res Clin Anaesthesiol 2014; 28: 59 - 79.

[70] Fassoulaki A, Triga A, Melemeni A, et al. Multimodal analgesia with gabapentin and local anesthetics prevents acute and chronic pain after breast surgery for cancer. Anesth Analg 2005; 101: 1427 - 1432.

5. 癌性疼痛的介入疗法

吉尔·E.辛德特*　　谢恩·E.布罗根

关键词

癌性疼痛•鞘内药物输注系统•椎体成形术•后凸成形术•神经毁损术•
腹腔神经丛•上腹下神经丛•奇神经节毁损术

关键点

- 对于难于耐受阿片类药不良反应或用量大的难治性癌痛患者,可考虑鞘内药物输注系统植入术。
- 伴有疼痛性椎体压缩性骨折且保守治疗难于改善的肿瘤患者,椎体强化术是一种缓解疼痛改善功能的安全微创术式。
- 腹腔神经丛、上腹下神经丛或奇神经节毁损术分别适用于上腹部、下腹部、会阴部癌性内脏痛患者。
- 对于单一疼痛性骨转移瘤患者,射频消融与冷冻消融术是安全有效的疼痛缓解方法。

简介

90%以上的恶性肿瘤患者都曾体验过疼痛,尤其是晚期患者,超过半数遭受过中重度疼痛折磨。癌性疼痛可致患者与其护理人员精神抑郁,生活质量及对治疗耐受力降低[1]。世界卫生组织三阶梯阿片类药镇痛疗法虽广泛用于癌痛治疗,但估计仍有 20%~30%的患者疼痛缓解不满意[2,3]。

介入性镇痛措施适用于全身性阿片类药物不敏感的难治性患者,被称为阶梯疗法中的"第四阶梯"[4],而且,早期应用有助于缓解癌痛患者不必要的痛苦与致

声明:吉尔·E.辛德特博士曾担任宾州朗霍恩市美敦力公司顾问;谢恩·E.布罗根医师曾担任宾州朗霍恩市美敦力公司发言人/顾问。

* 美国 UT 84132 犹他盐湖城北街 30 号东 C3444 室犹他大学医学院麻醉学系犹他大学医学院麻醉学系

通讯作者:E-mail:Jill.Sindt@hsc.utah.edu

残率已被逐渐意识[5]，但因对其了解不够深入、有资质的专家数量有限等，介入疗法利用率迄今一直不高[6]。本文综述了介入疗法方法、适应证、并发症及其疗效。

鞘内药物输注系统

鞘内药物输注系统(IDD)利用植入装置或外接泵(不常用)通过蛛网膜下腔导管，将阿片类药物和(或)辅助药直接输注到脑脊液中，而作用于中枢神经系统受体位点，因药物在很大程度上避开了全身循环直接作用于局部，与全身用药相比，IDD用量少、不良反应轻，镇痛效果好；此外，IDD尚可避免胃肠道吸收及其首过效应，允许应用全身性用药毒性较强的药物，如局部麻醉药及齐考诺肽等新型肽类药物。

适应证

- 加大全身性阿片类药用量后癌痛控制不充分
- 无法耐受阿片类药物不良反应
- 无法保证全身性使用阿片类药物安全的癌痛患者，如伴有严重并发症、阿片类药成瘾或滥用者

药物选择

最常用的是阿片类药物，此外尚有不少其他类药物也已安全有效地用于IDD。表5-1归纳了常用药物的作用机制、适应证及其不良反应。

表 5-1　IDD 常用药物

药　物	作用机制	适　应　证	不良反应	备　注
吗啡 氢吗啡酮 芬太尼 舒芬太尼	μ型受体激动剂	伤害性或混合性疼痛一线药 神经性疼痛二线药	镇静、恶心、瘙痒、呼吸抑制、尿潴留	FDA 批准用于鞘内给药 一般用作第二阿片类药或初始阿片类药无效后给予
齐考诺肽（普赖特）	N型钙通道阻滞剂	伤害性与神经性疼痛一线或二线药	情绪障碍、幻视、共济失调、肌酸激酶升高	FDA 批准用于鞘内给药
丁哌卡因	钠通道阻滞剂	神经性疼痛一线药；伤害性疼痛二线药	运动无力、尿潴留、低血压、心动过缓	一般与阿片类药复合使用
可乐定	α_2激动剂	伤害性或神经性疼痛三线药	共济失调、镇静、心动过缓、体位性低血压	突然停用撤药反应严重

（续表）

药　物	作用机制	适 应 证	不 良 反 应	备　注
巴氯芬	中枢GABA激动剂	伤害性或神经性疼痛三线药，尤其可塑性已形成时	运动无力、心动过缓、低血压	突然停用撤药反应严重，具有潜在致死性

缩写：FDA 食品和药品监督管理局；GABA γ-氨基丁酸。
引自参考文献[7-9]。

鞘内给药方法

经皮导管

最简便的输注系统是注药泵外接于经皮置入至蛛网膜下腔的导管。优势在于经皮导管便于置入或拔出、药物滴定快，而且无须疼痛专家、在家即可管理。缺陷是使用时限较短（数天至数周）、感染可能、导管折断、影响患者活动、频繁更换药液等。

美国当前缺乏专门批准用于经皮鞘内给药装置，尽管硬膜外导管可替代。

植入性药物输注装置

将置于腰蛛网膜下腔的导管经腹周皮下隧道与微型电子输注泵相连，埋置于前腹壁皮下，输注泵配有储药罐，可经皮以注射针通过罐口补充药液。此法优势在于维护要求低、感染风险小、不影响患者活动且耐用。缺陷是需全麻下操作、要求置入与管理的医师具备相当经验、初始费用较高、定期就诊以补充药液并调整参数。目前美国市面有 3 种植入性 IDD 装置：宾州兰霍恩市美敦力公司（SynchroMed II）、马萨诸塞州雷恩汉姆市 Codman 与 Shurtleff 公司（Codman 3000）、新泽西州橄榄山市 Flowonix 医疗公司（Prometra），其中 SynchroMed II 最为常用，其储药罐规格较大（20 mL、40 mL）、可对复杂性给药方案进行重编程，并配备远程遥控装置，便于患者爆发痛时一次性自控给药。

鞘内给药并发症

多数都是与 IDD 植入手术相关的技术性并发症，植入泵、外接泵及鞘内导管相关并发症也见报道（表 5 - 2）[10,11]。

表 5 - 2　IDD 手术相关的技术性并发症

并发症	表　　现	处　　理
浅表皮肤感染	沿切口红斑	口服或静脉注射抗生素；需取除情形罕见

（续表）

并发症	表现	处理
泵囊袋感染	切口红斑/流液、囊袋红斑/压痛、全身症状（发热/寒战不适）	取出泵；导管一般需拔出；据培养结果应用抗生素
泵囊袋血肿	囊袋周围肿胀、波动性液体	热敷；超声引导下引流
脑膜炎	头痛、颈项强直、精神萎靡、发热、寒战	取出泵；据培养结果应用抗生素
硬膜穿破后头痛	额枕部体位性头痛	卧床、补液；症状持续 2 周以上，可考虑硬膜外血补片，罕见
泵故障（输注过快）	泵再灌时储药量低于预期；不良反应明显（镇静/呼吸抑制/下肢无力/心动过缓等）	换泵
泵故障（输注过慢）	泵再灌时储药量大于预期；镇痛不满意；有可能表现巴氯芬或可乐定撤药反应	无表现患者宜继观；有症状者换泵
泵电机停止运转	镇痛作用突然消失；有可能表现巴氯芬致命的撤药反应	对症处理；换泵
导管故障	镇痛作用减弱；无法从导管接入口回抽 CSF；泵再灌时储药量大于预期；可能表现巴氯芬或可乐定撤药反应；影像学证实	鞘内导管扭折可试着调整；尖端堵塞需换导管
导管尖端炎性肉芽肿	镇痛作用减弱并表现神经症状；与大剂量/高浓度输注有关	若无神经症状，换用低浓度药液并继观；有神经症状宜调整导管或更换，出现脊髓压迫症状需要手术减压

缩写：CSF 脑脊液；IV 静脉内。

鞘内给药治疗癌痛的疗效

与全身性应用阿片类药相比，多项研究表明 IDD 成功率、疼痛缓解率、生存率较高，不良反应较少，尚可节俭阿片类药，潜在降低费用（相对于存活期较长患者）。

- 2002 年，史密斯（Smith）及其同事[13] 随机将 202 例晚期癌痛患者分为 IDD 联合药物治疗组与药物治疗组，结果 4 个星期时 IDD 组疼痛评分、毒性作用评分、倦怠率及镇静率均低于药物治疗组[12]。2005 年作者又报道了该组患者 6 个月时的随访结果，进一步肯定了 IDD 可通过降低疼痛评分、减轻镇痛药物相关毒性，提高存活率。
- 2004 年，伯顿（Burton）等学者[14] 观察了 56 例难治性癌痛患者采用 IDD

鞘内镇痛 8 周时的疗效，结果疼痛评分下降、嗜睡减少，口服阿片类药物节俭，重度疼痛患者比例显著降低（86% 降至 17%）。

- 2015 年，博尔顿（Brogan）与其同事[15]前瞻性观察了 58 例难治性癌痛患者应用 IDD 的镇痛疗效，结果疼痛评分、严重程度评分、影响评分以及全身性阿片类药使用情况明显改善；作者同时评估了患者自控鞘内镇痛（PCIA）对暴发痛的控制疗效，与传统用药相比，PCIA 缓解暴发痛疗效较好（疼痛减轻 65%、47%）、平均起效时间缩短（10 分钟、30 分钟）。

- 成本获益平衡时间：2013 年研究表明，采用价高的传统药物配方 IDD（含植入费用），成本获益平衡时间平均为 7.4 个月，有 19% 的患者不到 6 个月[16]。此外，迪尔（Deer）与其同事报道[8]，相较于品牌口服药方案，即便计入 IDD 植入、泵再灌与重编程费用，配入吗啡或齐考诺肽的 IDD 成本获益平衡时间为 7 个月、10 个月。

鞘内给药与放化疗

鞘内给药的开启与持续不应干扰放化疗方案，实际它可让患者更舒适地耐受这些侵袭性治疗措施。有些化疗方案可致白细胞或血小板计数显著降低，IDD 植入时机宜避开该时段。

放疗确实会影响到 IDD 电池寿命，甚至出现电气故障（罕见），可采用铅屏蔽法尽可能隔开辐射场以保护输注泵，若放疗本身是为缓解疼痛，可采用临时性经皮导管法，直至放疗显效。

携有 IDD 患者可安全地接受影像学检查，如 X 线摄片、计算机断层扫描（CT）、正电子发射断层扫描（PET）及核医学检查，但磁共振成像术（MRI）有可能影响 IDD 性能，应咨询制造商。最常用的植入性 IDD SynchroMed II，暴露于磁场有可能导致输注泵转子暂停运转[17]，作者注意到患者脱离磁场后电机可自行恢复，为此 MRI 扫描后未常规检查 IDD。2011 年有个报道表明，携有 SynchroMed II 的 43 例患者 3 年内接受 MRI 扫描"实际未见技术性或医疗性并发症"[18]。

椎体强化术

晚期肿瘤患者常见骨转移瘤，以多发性骨髓瘤、乳癌、前列腺癌、肾癌、甲状腺癌与肺癌患者脊柱转移性病变尤为常见，病变可致椎体压缩性骨折（VCF），出现令患者衰弱的疼痛并伴功能低下。

有些患者通过休息、应用镇痛药、理疗及支具等，虽有所改善，但疼痛持续存在，甚至严重损害功能。开放性固定术致残风险很高，仅适用于伴有或即将伴有脊髓病变患者。

椎体成形术与后凸成形术都是用于治疗疼痛性 VCF 的微创手术。椎体成形术是通过向椎体内直接注入骨水泥［聚甲基丙烯酸甲酯（PMMA）］而强化 VCF 稳定性；后凸成形术则先经皮在椎体内（不论复位与否）置入扩张球囊以形成充填空腔，再注入 PMMA（图 5 - 1、图 5 - 2）。尽管近期资料支持肿瘤患者采用后凸成形术式，实际两种术式的益处尚有争议[19,20]。

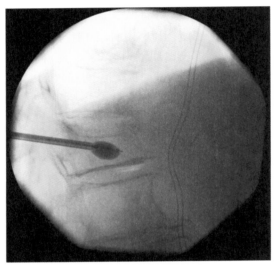

图 5 - 1   后凸成形术中侧位 X 线透视像示压缩椎体内套管针及扩张球囊

适应证

- 伴癌症相关急/亚急性疼痛（少于 6 个月）的病理性 VCF
- 与 VCF 节段相对应的中—重度神经痛
- 保守治疗至少 2 个星期的难治性疼痛

禁忌证

- 局部或全身感染
- 凝血障碍
- 造影剂或 PMMA 过敏
- 骨折形态不良：椎体严重塌陷；椎体后壁不完整；骨折碎片或瘤体凸入椎管；CT/MRI 示重度椎管狭窄
- 神经根性痛或根性病变（相对禁忌证）
- 神经缺损（相对禁忌证）

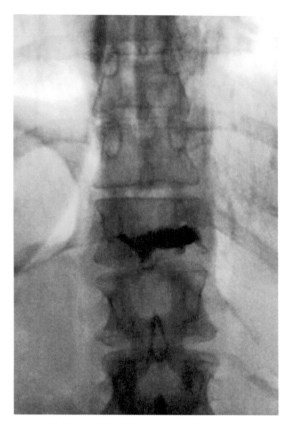

图 5 - 2　后凸成形术毕前后位 X 线透视像示椎体内充填骨水泥

并发症

骨水泥渗漏到周围组织为最常见并发症,一般无症状,危及生命的严重并发症罕见;此外,出血与感染也有报道(表 5 - 3)[21]。

表 5 - 3　椎体强化术的并发症

并发症	表　　现	处　　理
骨水泥漏入椎管	一过性或永久性麻痹、神经根性表现或感觉异常	紧急切开减压
骨水泥漏入椎间孔	一过或永久性神经根性表现	保守治疗;很少需手术取出
骨水泥漏入椎间盘	一般无症状,椎间盘炎少见	保守治疗;很少需手术取出
骨水泥栓塞	一般无症状,症状性肺栓塞少见	对症处理
脂肪栓塞	表现多变,无症状或一过性低血压;呼吸衰竭或危及生命的心衰	症状轻保守治疗;重则需 ACLS

（续表）

并发症	表　现	处　理
硬膜外血肿	一过性或永久性瘫痪	紧急切开减压
感染	浅表皮肤感染常见；硬膜外脓肿/骨髓炎或椎间盘炎少见	口服/IV 抗生素，很少需手术清创
过敏反应	过敏表现：与造影剂或 PMMA 有关	肾上腺素、必要时 ACLS
肋骨骨折	胸壁疼痛	保守治疗

缩写：ACLS 高级生命支持；IV 静脉内。

疗效

　　过去 10 年，椎体强化术用于疼痛性肿瘤相关 VCF 已有不少报道及综述，一致肯定了利于缓解疼痛并改善功能，而且不良反应率较低[20,22]。

- 2011 年，贝伦森（Berenson）及其同事[22]报道了一项共纳入 134 例癌痛患者的随机对照研究，比较了后凸成形术与保守处理的疗效，结果接受后凸成形术后 1 周及 1 个月时，患者疼痛评分、功能、生活质量有所改善，药物应用与卧床率明显降低，不良事件很少且不严重。

- 2011 年，德克萨斯大学安德森博士肿瘤研究中心报告了 1 156 例 VCF 患者中 407 例接受椎体成形术或后凸成形术的结果，术后 7.5 年疼痛评分、抑郁、焦虑、倦怠及嗜睡率下降，严重并发症 3 例，包括需手术处理的骨水泥硬膜外渗漏 2 例、椎体感染 1 例。

神经毁损术

　　常用无水乙醇或苯酚的交感神经丛毁损术适用于癌性内脏痛患者，疼痛缓解可达数月，必要时尚可再次毁损。腹腔神经丛、上腹下神经丛和奇神经节分别为上腹部、盆腔和会阴部癌痛最常选用毁损靶点，表 5 - 4 归纳了 3 种方法的适应证与并发症。

表 5 - 4　神 经 毁 损 术

毁损靶点	适 应 证	并 发 症
腹腔神经丛	源自胰腺、肝胆系统、小肠、胃、脾脏、升结肠或肾上腺恶性肿瘤引起的上腹部内脏痛	一过性低血压；腹泻；暂时/永久性脊髓损伤（罕见）

毁损靶点	适　应　证	并　发　症
上腹下神经丛	源自卵巢、子宫、宫颈、膀胱、直肠或前列腺原发性或转移瘤引起的盆腔内脏痛	椎管内注射、椎间盘炎、膀胱损伤、血管内注射、腹膜后血肿
奇神经节	直肠癌、肛门肿瘤或转移性会阴病变引起的会阴痛	直肠穿孔、局部感染、局部出血、血管内注射

腹腔神经丛毁损术

腹腔神经丛毁损术（NCPB）是治疗上腹部癌性内脏痛最为常用的介入疗法，疗效确切，多用于胰腺癌、胆管癌及胃癌患者。

腹腔神经丛是由传递各内脏脏器伤害性信号的交感神经节组成的神经网络，包括胰腺、胆囊等肝胆系统、胃远端、小肠、大肠与横结肠。

腹腔神经丛毁损术有多种入路，最常用的是在 X 线透视或 CT 引导下双侧经皮膈脚后入路（图 5‐3、图 5‐4），患者取俯卧位，在影像引导下将穿刺针向前推进至腹腔神经丛或内脏大神经附近，注入造影剂定位，给予局部麻醉药观察无误后，而后再注射破坏性毁损剂，一般选用 50%～75%无水乙醇。

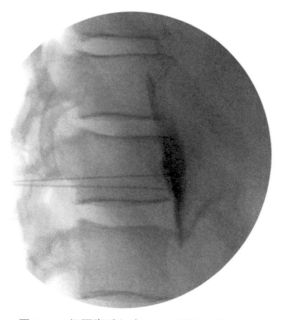

图 5‐3　经膈脚后入路 NCPB 侧位 X 线透视像

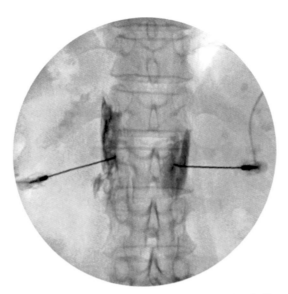

图 5‑4　经膈脚后入路 NCPB 前后位 X 线透视像

NCPB 其他入路包括超声引导下经食管镜入路、CT 或超声引导下经腹前入路；在诊断性或治疗性开腹术中，可直视下行 NCPB，但从疗效及并发症上看，各入路之间无明显差异[23]。

适应证

- 上腹部内脏痛
- 胰腺、肝胆系、胃、脾、小肠、升结肠或肾上腺原发性或转移性癌痛

禁忌证

- 局部或全身感染
- 凝血障碍
- 血动学不稳或低血容量
- 影响进针安全的严重解剖变异

并发症

NCPB 一般可耐受且安全，偶见严重但罕见的并发症报道，包括一过性或永久性脊髓损伤和（或）神经损害，主因神经破坏性毁损剂扩散进入椎管内或脊髓前动脉所致。某个纳入了 2 730 例的病例系列报道显示，NCPB 严重并发症非常罕见，发生率低于 0.2%[24]。框 5‑1 归纳了 NCPB 并发症。

框 5-1　NCPB 并发症

内脏血管扩张导致一过性低血压

副交感神经张力亢进引起腹泻

针刺部位疼痛

因神经破坏性毁损剂扩散至神经根、硬膜外或蛛网膜下腔导致一过性或永久性脊髓损伤、截瘫

损伤脊髓前动脉如 Adamkiewicz 动脉,脊髓血供减少引起神经功能障碍

疗效

很多病例系列报道、荟萃分析及随机对照研究都肯定了 NCPB 具有良好疗效,疼痛评分、阿片类药物耗量降低,有些观察还报道可改善生存率与生活质量[23-28]。

- 1995 年,艾森伯格(Eisenberg)及其同事首次进行了大样本 NCPB 荟萃分析[29],共纳入 24 项研究 1 145 例患者,发现毁损术后 2 周时,疼痛缓解优良率达 89%,3 个月时部分缓解与完全缓解患者占 90%,同时发现严重并发症发生率很低。

- 2004 年,王(Wong)与其同事[25]随机将 100 例无手术指征伴轻—中度疼痛(VAS 3~5 分)的胰腺癌患者,分为经皮 NCPB 或全身用药、假注射组,结果 NCPB 后 1 个星期时,疼痛评分、生活质量评分明显改善,而且观察期间内疼痛持续缓解,阿片类药耗量及其不良反应、生活质量及预期寿命组间无差异。该研究不足之处在于剔除了最常采用 NCPB 的重度疼痛患者,这类患者的生活质量、阿片类药耗量及其不良反应的改善程度抑或更显著。

- 2013 年,某个纳入了 59 项研究的大样本经皮 NCPB 荟萃分析表明,与标准的全身应用镇痛药相比,NCPB 可缓解疼痛,节俭阿片类药,降低并发症率,包括便秘、恶心呕吐等[23]。

- 2010 年,某个纳入 5 项研究共 119 例胰腺癌患者经内镜入路 NCPB 的荟萃分析显示,腹痛缓解患者占 73%[26]。

上腹下神经丛毁损术

上腹下神经丛毁损术(SHNB)主要适用于卵巢、子宫、宫颈、膀胱、直肠或前列腺癌等盆腔内脏癌痛。上腹下神经丛位于 L4、L5 椎体及骶骨上部前方,一般采用经皮后入路,此外尚有 CT 或超声引导下经椎间盘入路(图 5-5、图 5-6)[30]。

适应证

- 盆腔脏器恶性肿瘤引起的盆腔内脏疼痛

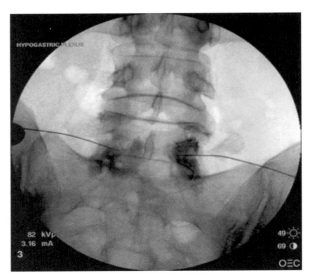

图 5‑5　SHNB 前后位 X 线透视像

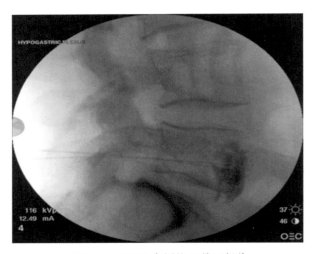

图 5‑6　SHNB 中侧位 X 线透视像

禁忌证

- 局部或全身感染
- 凝血障碍
- 影响进针安全的严重解剖变异

并发症

有关 SHNB 并发症的资料很少,框 5‑2 总结了潜在并发症。

框 5－2　SHNB 相关并发症
椎管内注射引起马尾神经损伤 椎间盘炎 膀胱损伤 血管内注射 腹膜后血肿

疗效

SHNB 个案报道、前瞻性病例系列研究及一项随机对照试验均肯定了其疗效，多数患者疼痛缓解效果优良，节俭阿片类药，且无严重并发症。

奇神经节毁损术

奇神经节是位于骶骨前部的一个孤立神经节，又称 Walther 神经节，发出支配会阴区伤害性与交感神经纤维。奇神经节毁损术适用于直肠癌、肛门癌、外阴癌或其他会阴部肿瘤引起的难治性疼痛。

奇神经节毁损术最常用的入路是 X 线透视下经皮尾骨入路(图 5－7)[33]，也有 CT 引导下经肛门尾骨入路的报道[34]。

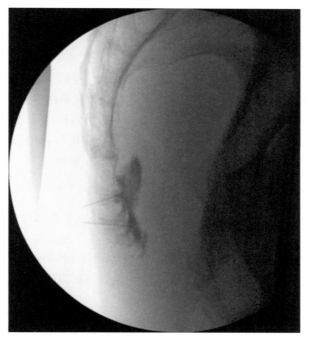

图 5－7　奇神经节毁损术中侧位 X 线透视像

适应证

- 会阴痛
- 外阴、直肠、肛门或会阴区原发性或转移性癌痛

禁忌证

- 局部或全身感染
- 凝血障碍(相对禁忌证)
- 影响进针安全的严重解剖变异

并发症

有关奇神经节毁损术并发症的文献资料很少,潜在并发症见框5-3。

框5-3   奇神经节毁损术的并发症

直肠穿孔
局部感染
局部出血
血管内注射

疗效

有关奇神经节毁损术缓解癌性会阴痛的资料仅限于个案报道与病例系列报道,但均认为可缓解疼痛,且无明显并发症[32-36]。

周围神经毁损术

周围神经毁损术用于神经特定支配区域内难治性癌痛的报道越来越多,毁损剂多选用苯酚,其黏度相对高、扩散局限,加之具有局部麻醉药活性,不适感小。周围神经毁损术适用范围局限于对活动干扰小的神经,尽量减轻毁损对运动功能的影响,但在生命终末期或肿瘤已累及神经功能时,毁损带来的镇痛获益抑或大于运动功能丧失的风险。

肋间神经毁损术

肋间神经毁损术适用于肋骨或胸壁转移瘤引起的躯体疼痛。肋间神经血管束沿肋骨下缘行走,可在超声和(或)X线透视定位下经皮穿刺,胸膜超声像清晰、易避,多首选超声引导下穿刺方式。穿刺针距中线外8~10 cm处进针至肋骨下缘,注意始终位于胸膜外,如需要可行诊断性注射,作者通常直接注入毁损剂苯酚(图5-8、图5-9)。

适应证

- 胸壁或肋骨疼痛

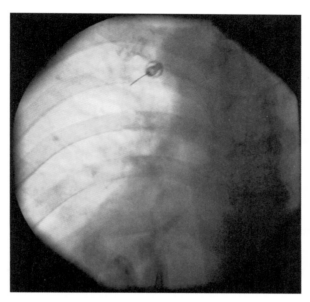

图 5‑8　肋间神经毁损术中 X 线透视像示肋缘下穿刺针尖

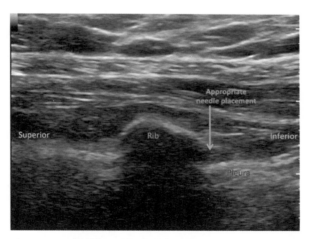

图 5‑9　肋间神经毁损术中超声像示穿刺针位置适当

- 乳房、肺、肋骨、胸壁原发性或转移瘤引起的疼痛

禁忌证

- 局部或全身感染
- 凝血障碍
- 通气需动员呼吸辅助肌群的严重肺疾患(若双侧肋间和/或多间隙毁损，则禁忌)

并发症

- 气胸
- 血肿
- 感染
- 血管内注射
- 椎管内扩散
- 神经炎

疗效

当前资料仅限于个案报道与病例系列研究[37]，病例数最多的系列研究于2007年报道，共纳入了接受肋间神经毁损术的肋骨转移瘤患者25例，结果疼痛缓解程度超过50%的患者占80%，镇痛药有所节俭患者占56%[38]。

三叉神经节毁损术

三叉神经为第5对脑神经，主司颜面部大部感觉与咀嚼肌群运动。三叉神经节毁损术适用于头颈部癌性疼痛及神经支配区伤害性或神经性疼痛。神经毁损可致同侧咀嚼肌群失能，若仅行单侧毁损，失能一般无临床意义。

三叉神经节毁损术在技术上有一定难度，须经专门培训。在X线透视或CT引导下取卵圆孔入路，一般选用苯酚或甘油作为毁损剂（图5-10、图5-11）。

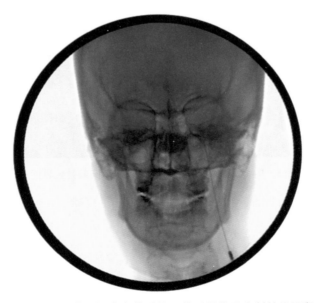

图5-10 三叉神经节毁损术中前后位X线透视像示穿刺针位于卵圆孔内

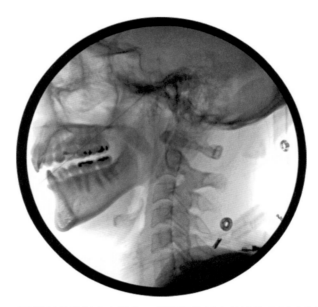

图 5‑11　三叉神经节毁损术中侧位 X 线透视像示穿刺针位于卵圆孔内适当位置

适应证
- 头颈部肿瘤引起的颜面部神经痛

禁忌证
- 局部或全身感染
- 凝血障碍
- 进针路径上有瘤体或严重解剖变异

并发症
- 出血
- 硬膜穿破
- 鞘内注射
- 血管内注射
- 毁损区域有复发性唇疱疹或带状疱疹
- 角膜反射受损与角膜麻痹
- 神经炎

疗效
三叉神经节毁损术常见用于治疗神经痛,成功率介于 80%～90%[39]。用于癌痛治疗资料有限,鉴于头颈部癌痛患者的沉重负担,建议考虑[37]。

四肢神经毁损术

四肢神经毁损术用于生命终末期重度癌痛患者治疗肢体疼痛,已有数篇成功缓解的报道。采用肌间沟与锁骨下入路毁损臂丛神经已用于上肢神经痛的治疗[37];经椎间孔入路注入苯酚可有效缓解腹股沟及下肢疼痛,且未见明显并发症[40]。

影像引导下经皮肿瘤消融术

肿瘤患者常见疼痛性骨转移瘤,放疗依然是转移灶的主要治疗手段,问题是有 20%~30% 的患者对此不敏感,对于此类患者,采用影像引导下肿瘤消融术进行治疗近年取得了一定进展,该技术将消融针经皮置入骨转移瘤体中,采用射频消融术(RFA)或冷冻消融术通过温度改变破坏瘤体组织[41]。

射频消融术

RFA 将高频交流电流沿针状电极传输至瘤体周围组织,引起组织热凝、细胞变性坏死。其优势在于细胞即刻死亡、灼伤范围与温度可控;缺陷是现有影像方法无法实时监控消融区,温度监控与毗邻重要结构的组织位移有助于减轻周围组织损伤。

冷冻消融术

冷冻消融术采用特制的冷冻氩氦针,通过加压氩气快速膨胀数几秒内可将瘤体组织冷却至 −100℃,形成一个冰球;其后再经针注入加压氦气使冰球复温,达到肿瘤细胞变性坏死的目的。相较于 RFA,冷冻消融术费用高、时间长,但可实时监控消融区,而且可同时进行多次消融[41,43]。

适应证
- 中—重度疼痛
- 有 1~2 个痛点区
- 痛点区与已明确的骨转移灶相关
- 可消融病变:溶骨性或溶骨/成骨混合性病变

禁忌证
- 病变部位距重要结构不足 1 cm,如脊髓、大运动神经、大脑、Adamkiewicz 动脉、肠或膀胱等
- 广泛性骨转移瘤

- 严重凝血障碍
- 局部或全身感染

并发症

影像引导下肿瘤消融术的并发症主要是周围正常组织受到热凝损伤所致。

- 脊髓损伤
- 膀胱功能障碍
- 神经炎
- 某一区域感觉或运动功能丧失
- 血管损伤
- 原有的瘤体皮肤瘘病情恶化
- 大面积销蚀性骨折
- 感染
- 血肿

疗效

RFA：

是研究最多的一种影像引导下瘤体消融术式，疗效较肯定。

- 2006 年有报道，RFA 对于包括放化疗在内的传统疗法无显效的 62 例患者，疼痛持续缓解患者占比达 95%[44]。
- 2010 年，杜普伊（Dupuy）及其同事报道[42]接受 RFA 的 55 例单一骨转移病灶患者，术后 1 个月、3 个月时，患者疼痛减轻，情绪有所好转。

冷冻消融术：

与 RFA 相比，冷冻消融术的研究较少，但个案报道与病例系列研究表明此法有一定疗效。

- 2006 年有报道，接受冷冻消融术的 14 例疼痛性骨转移瘤患者，术后疼痛评分、疼痛影响程度、阿片类药耗量均有所下降，且未见严重并发症。
- 2010 年，萨克（Thacker）等学者观察了冷冻消融术（$n = 36$）与 RFA（$n = 22$）对疼痛患者的即时镇痛效果，术后两组患者疼痛程度均有所减轻，但接受冷冻消融患者术后第 1 天镇痛药耗量较低、住院时间较短[45]。

癌痛的其他介入疗法

脊髓刺激术

癌痛患者脊髓刺激术（SCS）当前资料仅限于个案报道与病例系列报道，但已成功用于不同类型、不同部位的疼痛，包括肛门癌、转移性结肠癌、睾丸癌、血管肉瘤引起的疼痛,以及开胸术后、化疗导致的周围神经痛[46-50]。

肿瘤学对 MRI 的频繁需求限制了 SCS 应用,直至近期才有可用的兼容设备,有望拓展 SCS 用于难治性癌痛的适用范围。

鞘内神经毁损术

1931 年,有学者首次报道了鞘内神经毁损术可有效缓解躯体性癌痛。鞘内神经毁损术通过体位调整利用低张乙醇或高张苯酚选择性毁损目标神经根,但受限于较高的并发症发生率,如肠道和(或)膀胱功能障碍、运动无力、神经炎和感觉异常等等。

适宜病例应为晚期癌痛与严重的难治性疼痛患者,尤其伴有运动失能、肠道/膀胱功能丧失患者[37,51],但因微创属性,鲜有临床医师接受。

破坏性神外手术

对于药物治疗、微创介入疗法无效或无显效的癌痛患者,破坏性神外手术有一定疗效。2011 年有个综述表明最值得推荐的是脊髓切断术,在相关的 47 项报道中,多数都肯定其疗效,可持久性缓解疼痛;此外,脊髓/丘脑切开术、背根入口减压术也有一定效果[52]。破坏性手术的主要障碍在于接受过培训的神外医师数量有限。

小结

介入疗法适用于很多不同类型的癌痛综合征,早期应用可有效补充药物治疗及其他对症处理措施,提高患者舒适性、改善功能,积极配合完成肿瘤治疗方案。接诊医师充分掌握各类介入疗法的病例/病种选择、转诊医师期望、风险/获益、术后管理等方面,对于患者获得最佳疗效是必要的。

（李娜　翻译　徐昕明　审校）

参考文献

[1] Vainio A, Auvinen A. Prevalence of symptoms among patients with advanced cancer: an international collaborative study. Symptom Prevalence Group. J Pain Symptom Manage 1996; 12(1): 3 - 10.

[2] WHO pain relief ladder for cancer pain relief. Available at: www.who.int/cancer/palliative/painladder/en/. Accessed September 5, 2015.

[3] Vargas-Schaffer G. Is the WHO analgesic ladder still valid? Twenty-four years of experience.

Can Fam Physician 2010; 56(6): 514 - 517.

[4] Miguel R. Interventional treatment of cancer pain: the fourth step in the World Health Organization analgesic ladder? Cancer Control 2000; 7(2): 149 - 156.

[5] Brogan S, Junkins S. Interventional therapies for the management of cancer pain. J Support Oncol 2010; 8(2): 52 - 59.

[6] Fine PG, Brogan S. Interventional approaches to treating cancer pain. Am Soc Clin Oncol Educ Book 2009; 583 - 588.

[7] Stearns L, Boortz-Marx R, Du Pen S, et al. Intrathecal drug delivery for the management of cancer pain: a multidisciplinary consensus of best clinical practices.J Support Oncol 2005; 3(6): 399 - 408.

[8] Deer TR, Smith HS, Burton AW, et al. Comprehensive consensus based guidelines on intrathecal drug delivery systems in the treatment of pain caused by cancer pain. Pain Physician 2011; 14(3): E283 - 312.

[9] Deer TR, Prager J, Levy R, et al. Polyanalgesic Consensus Conference 2012: Recommendations for the Management of Pain by Intrathecal (Intraspinal) Drug Delivery: Report of an Interdisciplinary Expert Panel Neuromodulation 2012; 15(5): 436 - 466.

[10] Engle MP, Vinh BP, Harun N, et al. Infectious complications related to intrathecal drug delivery system and spinal cord stimulator system implantations at a comprehensive cancer pain center. Pain Physician 2013; 16(3): 251 - 257.

[11] Follett K, Boortz-Marx RL, Drake JM, et al. Prevention and management of intrathecal drug delivery and spinal cord stimulation system infections. Anesthesiology 2004; 100(6): 1582 - 1594.

[12] Smith TJ, Staats PS, Deer T, et al. Randomized clinical trial of an implantable drug delivery system compared with comprehensive medical management for refractory cancer pain: impact on pain, drug-related toxicity, and survival. J Clin Oncol 2002; 20(19): 4040 - 4049.

[13] Smith TJ, Coyne PJ, Staats PS, et al. An implantable drug delivery system (IDDS) for refractory cancer pain provides sustained pain control, less drug-related toxicity, and possibly better survival compared with comprehensive medical management (CMM). Ann Oncol 2005; 16(5): 825 - 833.

[14] Burton AW, Rajagopal A, Shah HN, et al. Epidural and intrathecal analgesia is effective in treating refractory cancer pain. Pain Med 2004; 5(3): 239 - 247.

[15] Brogan SE, Winter NB, Okifuji A. Prospective observational study of patientcontrolled intrathecal analgesia. Reg Anesth Pain Med 2015; 40(4): 369 - 375.

[16] Brogan SE, Winter NB, Abiodun A, et al. A cost utilization analysis of intrathecal therapy for refractory cancer pain: identifying factors associated with cost benefit. Pain Med 2013; 14(4): 478 - 486.

[17] Shellock FG, Crivelli R, Venugopalan R. Programmable infusion pump and catheter: evaluation using 3-tesla magnetic resonance. Magn Reson Imaging 2008; 11(3): 163 - 170.

[18] De Andres J, Villanueva V, Palmisani S, et al. The safety of magnetic resonance imaging in patients with programmable implanted intrathecal drug delivery systems: a 3-year prospective study. Anesth Analg 2011; 112(5): 1124 - 1129.

[19] Fourney DR, Schomer DF, Nader R, et al. Percutaneous vertebroplasty and kyphoplasty for painful vertebral body fractures in cancer patients. J Neurosurg 2003; 98(1 Suppl): 21 - 30.

[20] Burton AW, Mendoza T, Gebhardt R, et al. Vertebral compression fracture treatment with vertebroplasty and kyphoplasty: experience in 407 patients with 1,156 fractures in a tertiary cancer center. Pain Med 2011; 12(12): 1750 - 1757.

[21] Nussbaum DA, Gailloud P, Murphy K. A review of complications associated with

vertebroplasty and kyphoplasty as reported to the Food and Drug Administration medical device related web site. J Vasc Interv Radiol 2004; 15(11); 1185 - 1192.

[22] Berenson J, Pflugmacher R, Jarzem P, et al. Balloon kyphoplasty versus nonsurgical fracture management for treatment of painful vertebral body compression fractures in patients with cancer; a multicentre, randomised controlled trial. Lancet Oncol 2011; 12(3); 225 - 235.

[23] Nagels W, Pease N, Dobbels P. Celiac plexus neurolysis for abdominal cancer pain; a systematic review. Pain Med 2013; 14; 1140 - 1163.

[24] Davies DD. Incidence of major complications of neurolytic coeliac plexus block. J R Soc Med 1993; 86(5); 264 - 266.

[25] Wong GY, Schroeder DR, Carns PE, et al. Effect of neurolytic celiac plexus block on pain relief, quality of life, and survival in patients with unresectable pancreatic cancer; a randomized controlled trial. JAMA 2004; 291(9); 1092 - 1099.

[26] Kaufman M, Singh G, Das S, et al. Efficacy of endoscopic ultrasound-guided celiac plexus block and celiac plexus neurolysis for managing abdominal pain associated with chronic pancreatitis and pancreatic cancer. J Clin Gastroenterol 2010; 44(2); 127 - 134.

[27] Yan BM, Myers RP. Neurolytic celiac plexus block for pain control in unresectable pancreatic cancer. Am J Gastroenterol 2007; 102(2); 430 - 438.

[28] Staats PS, Hekmat H, Sauter P, et al. The effects of alcohol celiac plexus block, pain, and mood on longevity in patients with unresectable pancreatic cancer; a double-blind, randomized, placebo-controlled study. Pain Med 2001; 2(1); 28 - 34.

[29] Eisenberg E, Carr DB, Chalmers TC. Neurolytic celiac plexus block for treatment of cancer pain; a meta-analysis. Anesth Analg 1995; 80(2); 290 - 295.

[30] Bosscher H. Blockade of the superior hypogastric plexus block for visceral pelvic pain. Pain Pract 2001; 1(2); 162 - 170.

[31] Plancarte R, de Leon-Casasola O, El-Helaly M, et al. Neurolytic superior hypogastric plexus block for chronic pelvic pain associated with cancer. Reg Anesth Pain Med 1997; 22(6); 562 - 568.

[32] Plancarte-Sánchez R, Guajardo-Rosas J, Guillen-Nuñez R. Superior hypogastric plexus block and ganglion impar (Walther). Tech Reg Anesth Pain Manag 2005; 9(2 SPEC ISS); 86 - 90.

[33] Eker HE, Cok OY, Kocum A, et al. Transsacrococcygeal approach to ganglion impar for pelvic cancer pain; a report of 3 cases. Reg Anesth Pain Med 2008; 33(4); 381 - 382.

[34] Agarwal-Kozlowski K, Lorke DE, Habermann CR, et al. CT-guided blocks and neuroablation of the ganglion impar (Walther) in perineal pain; anatomy, technique, safety, and efficacy. Clin J Pain 2009; 25(7); 570 - 576.

[35] Day M. Sympathetic blocks; the evidence. Pain Pract 2008; 8(2); 98 - 109.

[36] Toshniwal GR, Dureja GP, Prashanth SM. Transsacrococcygeal approach to ganglion impar block for management of chronic perineal pain; a prospective observational study. Pain Physician 2007; 10(5); 661 - 666.

[37] Koyyalagunta D, Burton AW. The role of chemical neurolysis in cancer pain. Curr Pain Headache Rep 2010; 14(4); 261 - 267.

[38] Wong FC, Lee TW, Yuen KK, et al. Intercostal nerve blockade for cancer pain; effectiveness and selection of patients. Hong Kong Med J 2007; 13(4); 266 - 270.

[39] Day M. Neurolysis of the trigeminal and sphenopalatine ganglions. Pain Pract 2001; 1(2); 171 - 182.

[40] Candido KD, Philip CN, Ghaly RF, et al. Transforaminal 5% phenol neurolysis for the treatment of intractable cancer pain. Anesth Analg 2010; 110(1); 216 - 219.

［41］ Callstrom MR, Charboneau JW. Image-guided palliation of painful metastases using percutaneous ablation. Tech Vasc Interv Radiol 2007; 10(2): 120 - 131.

［42］ Dupuy DE, Liu D, Hartfeil D, et al. Percutaneous radiofrequency ablation of painful osseous metastases: a multicenter American College of Radiology Imaging Network trial. Cancer 2010; 116 (4): 989 - 997.

［43］ Callstrom MR, Dupuy DE, Solomon SB, et al. Percutaneous image-guided cryoablation of painful metastases involving bone: multicenter trial. Cancer 2013; 119(5): 1033 - 1041.

［44］ Callstrom M, Charboneau J, Goetz M, et al. Image-guided ablation of painful metastatic bone tumors: a new and effective approach to a difficult problem. Skeletal Radiol 2006; 35: 1 - 15.

［45］ Thacker PG, Callstrom MR, Curry TB, et al. Palliation of painful metastatic disease involving bone with imaging-guided treatment: comparison of patients' immediate response to radiofrequency ablation and cryoablation. Am J Roentgenol 2011; 197(2): 510 - 515.

［46］ Yakovlev AE, Ellias Y. Spinal cord stimulation as a treatment option for intractable neuropathic cancer pain. Clin Med Res 2008; 6(3 - 4): 103 - 106.

［47］ Yakovlev AE, Resch BE. Spinal cord stimulation for cancer-related low back pain. Am J Hosp Palliat Care 2012; 29(2): 93 - 97.

［48］ Nouri KH, Brish EL. Spinal cord stimulation for testicular pain. Pain Med 2011; 12(9): 1435 - 1438.

［49］ Yakovlev AE, Resch BE, Karasev S. Treatment of cancer-related chest wall pain using spinal cord stimulation. Am J Hosp Palliat Care 2010; 27(8): 552 - 556.

［50］ Cata JP, Cordella JV, Burton AW, et al. Spinal cord stimulation relieves chemotherapy-induced pain: a clinical case report. J Pain Symptom Manage 2004; 27(1): 72 - 78.

［51］ Candido K, Stevens RA. Intrathecal neurolytic blocks for the relief of cancer pain. Best Pract Res Clin Anaesthesiol 2003; 17(3): 407 - 428.

［52］ Raslan AM, Cetas JS, McCartney S, et al. Destructive procedures for control of cancer pain: the case for cordotomy. J Neurosurg 2011; 114(1): 155 - 170.

6. 慢性疼痛与阿片类药物的应用困局

琳恩·R. 韦伯斯特[a]

关键词

慢性疼痛 • 阿片类镇痛药 • 政府 • 政策 • 实践指南

关键点

- 用于治疗慢性非癌性疼痛的阿片类处方药物给社会与个人带来一系列风险,包括滥用、误用、扩散、成瘾甚至死亡。
- 证据表明,长期应用阿片类药治疗慢性非癌性疼痛的患者很少,若使用需仔细选择合适病例,以确保患者可从中获益。
- 美国监管机构及其他决策团体已制定了不少限制非医疗性用药(如滥用)举措,这对临床应用及疼痛患者的治疗会有一定影响。
- 阿片类药处方医师明了联邦政府与州立相关法令法规至关重要,临床实践中必须遵守。

简介

阿片类处方药物的应用困局一般指控制疼痛合理用药的需求,与同时预防滥用、成瘾、过量致死及其他相关风险与不良反应的矛盾境地[1],并非仅指成瘾或过量致死与疼痛控制不良致自杀之间的权衡关系,这两种情形都是不能接受的。

以史为鉴

在民众对阿片类药物应用困局的辩论中,始终反映出对药物本身的矛盾看法,一方面可缓解剧痛、甚至缓解以往无法控制的疼痛;另一方面又担心对使用者的长期损害。17 世纪早期,英国托马斯·西德纳姆医师(Thomas Sydenham)

a UT 84106,美国盐湖城 3838 South 700 East 202 号 PRA 健康科学所科学事务部
E-mail:lrwebstermd@gmail.com

称鸦片酊（含阿片的混合物）是"世界上最有价值的药物"，但其同事琼斯（John Jones）却声称长期使用会引起"严重焦虑、抑郁、甚至死亡"[2]。近年来，对于阿片类药物在慢性疼痛患者中的使用讨论甚为激烈，讨论群体包括评论员、疼痛科医师、患者、成瘾症治疗专家、法官、调解员、立法者、制药业代表及其他相关利益方，立场不同观点亦不同。

有很长一段历史时期，慢性疼痛患者一直被社会所忽视。直至 1950 年，才对疼痛工作的认识有了新的进展，被称为现代疼痛医学之父的约翰·波尼卡（John Bonica）博士提出需用仁慈之心结合专业治疗对待慢性疼痛患者，采用多学科治疗方式解决生物-心理-社会多个因素交织在一起的疼痛体验[3]。然而不幸的是，在过去的数十年中，波尼卡（Bonica）的观点并没有被广泛接受，单纯的生物-医学模式比个体化治疗更容易被临床所接受，也可以更快地获得经济支持，包括保险业和制药业的利益最优化及尽可能降低费用[4]。

对于难于控制的慢性疼痛处理方式的转变始于 20 世纪 90 年代初，当时曾错误地认为临床上使用阿片类药没有重大风险，导致处方量陡增[2,5]。强有力的证据使人们对疼痛的认识发生了转变：单纯依靠医药并不能解除疼痛，这一状况使得难以控制的疼痛成为一个公共健康问题[5,6]。可控性疼痛经不当的专业处理后可转为难于控制的疼痛[6]。国际疼痛研究协会于 2010 年通过了一项宣言，称疼痛治疗是一项基本人权[7]。

到 21 世纪之初，随着应用阿片类处方药控制慢性疼痛的数量上升，包括非医疗性应用（如药物滥用），其带来的危害也同时增加[8]。这种状况导致治疗疼痛的临床医师担心：

- 担心促成药物滥用、成瘾、扩散以及过量致死
- 担心继续行医的风险
- 担心在患者需要时，因不愿开具处方而转成难治性疼痛
- 担心实际或被认为提供不了标准的医疗诊治条件，会收到相关的监管处理，比如暂停或取消医师处方权，暂停或吊销医师执业资格
- 担心实际或被认为非规范化开具处方，面临联邦及州政府刑事诉讼

慢性疼痛的简要背景

慢性疼痛的要害在于"慢性"，一般定义为疼痛的持续时间超过预期痊愈时限的 3 个月以上[10]，起初疼痛可能是一种症状，但当它持续存在时，中枢神经系统（CNS）的结构和功能就会发生变化，使疼痛本身成为一种疾病[10]。

美国慢性疼痛的发生率并没有下降，而且随着人口老龄化，预计还会增加，更加迫切要求更多、更好的解决办法[11]。超过 1 亿的美国人正遭受不同程度的慢性疼痛[10]，由于治疗的复杂性，许多慢性疼痛患者都有多重问题，其中包括共

存的精神疾病[12,13]、社会压力、孤独以及缺少社会的支持等。此外,难以控制的中重度手术后疼痛很常见,在费用上升、康复延缓的同时,也提高了转为慢性疼痛的风险[14]。

阿片类药物相关死亡、误用、滥用及成瘾的简要背景

对阿片类处方药的开放态度,使得其应用日益广泛,过量致死、误用、到急诊科(ED)开药、以及因药物(包括阿片类及其他限制性化学药品)滥用而住院的情形也随之增加。图6-1和图6-2均说明自1999—2013年,美国因使用阿片类药物的相关死亡在增加[15,16],且与阿片类药物的销售量相吻合[15-17]。

进一步分析尚可发现:

- 2013年间,650万年龄超过12岁人群(占总人口的2.5%)是目前处方药物非医疗性主要使用人群,如阿片类药、兴奋剂和苯二氮䓬类药物[18]。
- 阿片类药相关死亡16 235人,苯二氮䓬类药相关死亡6 973人[19],实际上大部分死亡一般都与一种以上药物有关,最常见的是阿片类复合苯二氮䓬类药导致的死亡。
- 2011年间,阿片类处方药物相关急诊事件达420 040人次,较2004年上升了153%[20];同样,苯二氮䓬类药急诊事件在2011年达到501 207人次,同期增长了124%。
- 涉及海洛因以外的阿片类药物(主要是阿片类处方药)滥用而住院治疗人数有所增加,从2002年的2%升至2012年的10%[21]。

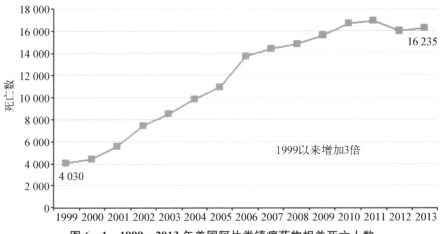

图6-1 1999—2013年美国阿片类镇痛药物相关死亡人数
(美国生命统计局病死率数据)

毒品相关死亡采用第十版国际疾病分类法,代码为x40-x44、x60-x64、x85及Y10-y14;阿片类镇痛药相关死亡为多因死亡子集,代码为t40.2-t40.4[15,16]。

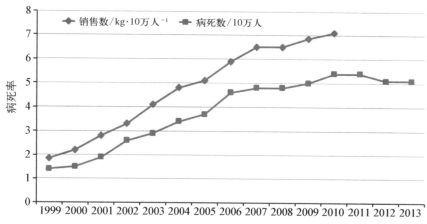

图 6‑2　1993—2013 年阿片类处方药物销售量与相关病死率
（美国生命统计局、缉毒署自动报告系统数据）[15-17]

- 美沙酮相关死亡人数与疾病控制和预防中心报告的处方数不成比例，美沙酮约占阿片类处方药的 2%，但与其相关的死亡却占了 1/3[22]，2009 年美沙酮过量死亡人数是十年前的 6 倍[22]。

有关阿片类药物疗效的资料

2015 年，国家健康院工作小组系统评估了阿片类药物治疗慢性疼痛证据，发现[23]：

- 缺乏长时间使用阿片类药物改善慢性疼痛状况及功能的证据
- 严重损害呈剂量依赖，如滥用、成瘾、过量、骨折及心血管事件
- 评估阿片类药物最适合于何种医疗状况患者证据尚不足
- 评估最佳处理方案的证据尚不足
- 对于不愿接受阿片类药物治疗的患者，替代方案的评估证据尚不足

下面是一项关于评估使用阿片类药物治疗慢性非癌性疼痛利弊的综述，其囊括了 70 多项随机对照研究[24]：

- 绝大多数疗效研究的观察时段仅有 16 周甚至更短
- 随访时间超过 4 个月的仅有 3 项研究
- 多数研究排除了可能有滥用情形的高危因素、严重身体或精神疾患的患者

因缺乏长期研究，凸显疗效的证据单薄，解释上可能会超出研究的适用范围。有些研究（表 6‑1）[25-40] 及临床观察表明长期应用对患者有益，尽管存在不少局限性，如开放性设计、研究方法、入组及排除标准的不同、缺少应用非阿片类药的对照组等，但表 6‑1 中的研究反驳了对于阿片类药没有长期使用益处的争

论。此外,由于存在伦理问题,不允许在患有严重疼痛患者身上长时间使用安慰剂,这也限制了长期、双盲和安慰剂对照研究的开展。

表 6-1　阿片类药对慢性疼痛有效且观察时段超过 90 天的研究

研究者,年份	研究类型	最长时段(月)	有效例数
Noble et al[25],2008	系统综述 荟萃分析	24	3 079
Portenoy et al[26],2007	前瞻性登记研究	36	219
Caldwell et al[27],2002	开放性前瞻性试验	7.5	295
Roth et al[29],2008	开放性试验,非随机	6	58
		12	41
		18	15
Mcllwain 与 Andieh[30],2005	开放性前瞻性试验	12	153
Wild et al[31],2010	开放性试验,随机 3 阶段	12	1 117
Alan et al[32],2005	开放性试验,随机对照	12	680
Bettoni[33],2006	前瞻性,非随机试验	24	14
Collado 与 Torres[34],2008	前瞻性,非随机试验	6	215
Fredheim et al[35],2006	开放性,前瞻性,非随机试验	9	12
Milligan et al[36],2001	开放性,前瞻性,非随机试验	12	532
Mystakidou et al[37],2003	开放性,前瞻性,非随机试验	10	529
Breivik et al[38],2010	随机,双盲,安慰剂对照试验	10	199
Wen et al[39],2010	开放性前瞻性试验	3	1 127
		6	728
		12	158
Richarz et al[40],2013	开放性前瞻性试验	12	112

参考文献[25-40]。

有些情形尚值得讨论:

- 有些患者因镇痛不良或药物不良反应中止应用阿片类药物[25]
- 连续使用阿片类药物治疗至少 6 个月,对患者来说是有益的[25]
- 接受阿片类药物治疗患者中,精神疾患的高发率严重影响了疗效[41]
- 阿片类药物治疗依从性差引发了心理疾患的增加[42]

这些情形应归入评价阿片类药物的讨论中,同时应认识到,并非所有长期接受阿片类药物治疗的患者都能从中获益,其伴随的风险也很严重。

药物滥用遏制技术

阿片类药合成过程中所采用的滥用遏制技术是制药行业开发的,虽不能完全遏制，但对于非医疗性目的使用显示有效[43-45]。2010 年斯坦福普渡制药公司（Purdue Pharma LP，Stanford，CT）合成盐酸羟考酮（HCl）缓释片（ER），研究表明以 HCl ER 为主要滥用药物的阿片依赖人数有所缩减，收容与戒毒中心的人数也相应下降[43-45]，最为显著的变化是非口服给药方式的人数下降了 66%[43]。上述结果并不能解释为阿片类药物滥用总人数在减少，尤其是非滥用遏制制剂还在使用以及尚可选择第三方费用支付方式的情形下。

医保支付政策存在的问题

美国医保体系加深了本不完善的疼痛管理问题，它们不乐意覆盖多学科协作的综合治疗项目，非药物疗法（如理疗、心理疏导、补充及替代疗法），并限制价昂的非阿片类镇痛药的使用，而导致患者不得不承受痛苦或选择效差的治疗方式与药物（包括合法与非法的），这些方法与药物会伴随药物滥用等问题凸显出来[4]。很多证据表明，生物-心理-社会模式下的多学科治疗方式有效且成本获益比好[46]，但美国，在别的工业化国家多学科治疗方式日益增多的情况下，却日益缩减[46]，1999 年治疗网点数量超过 1 000 个，2011 年降至仅约 150 个，大约每 67 万名慢性疼痛患者才拥有一个跨学科治疗网点[46]，显然有必要全面改革支付体系，以覆盖循证的、可替代慢痛阿片类药的各种治疗方法。

有关阿片类药物的研究尚待深入

无法满足控制疼痛的需求现状，延伸出很重要的问题：安全有效镇痛药物的投资与研究不足，至少，未来的研究工作应着重关注以下问题：

- 患者个体基因组在疼痛发生发展及在阿片类药的反应过程中，如何起作用？
- 为何不同的患者会对不同的阿片类药物有不同的反应？
- 用药前如何确定风险获益比，而不是用药后？
- 严重的阿片类药物相关危害仅与大剂量有关？还是与并发症多的重度疼痛患者使用了大剂量药有关？
- 阿片类药物的哪些替代品是安全有效的（如滥用遏制阿片类制剂、大麻素、心理行为疗法、辅助性和综合性疗法，如注意力分散疗法等）？
- 是否有些认为与阿片类药相关的过量死亡病例，实际上应归因于患者个人故意行为？目的是从心理、社会、精神或情感上的不适中摆脱出来。

监管问题的考虑

旨在尽量减少阿片类药物应用相关的滥用、成瘾、过量死亡率以及其他危害的举措,如用量与应用时限的倡议等[47],应认识到严重的慢性疼痛并非短期能解决的,如果政府回避这个问题,仅注重减轻危害、提倡人道主义是不可行的。

剂量上限:华盛顿州

2007 年华盛顿州政府医疗指导小组(AMDG)推出了首版指南,剂量上限规定为[48]:

- 每日用量需超过 120 mg 口服吗啡等效剂量患者相当罕见,"唯有在疼痛管理专家会诊后才能给予"。

该指南的内容已成为州立法规,并于 2012 年开始实施。除了规定专家会诊的剂量上限,法规还要求严密监测患者转归。

该剂量上限延伸出很多问题,包括[47,49]:

- 可供咨询、会诊的疼痛专家数量有限;
- 指南提出的 120 mg 剂量上限科学依据不足;
- 指南界定了"非癌性"疼痛的诊断,并提出了可能的鉴别诊断;
- 相信低于上限就"安全",有致虚假安全线的潜在风险;
- 未强调与苯二氮䓬类及其他 CNS 抑制药复合应用时的毒性协同风险;
- 未充分注意危害因素,如非医疗性阿片类药的使用、药物制剂的影响、患者心理状况、依从性不良、处方错误、自杀、多药物复合使用和药动学的个体差异;
- 未能解决美沙酮治疗非癌性疼痛所特有损害风险增加的问题。
- 若指南被理解为"治疗标准"或被广泛接受的话(如其他州甚至全国范围),有恶化患者治疗的潜在可能。

2015 年在更新的 AMDG 指南中,引用了很多佐证,保留了 120 mg 的"黄旗",但也强调在任何剂量下都需谨慎[50]。

风险评估与缓解策略计划

食品和药物监督管理局(FDA)为确保应用 ER 与长效(LA)类阿片药利大于弊,批准了风险评估与缓解策略(REMS)计划。该计划要求制药商配发用药指南,并向处方医师提供教育课程,课程依据 FDA 规划蓝图由经认可的继教部门提供,强制要求处方医师完成 REMS 教育项目。REMS 计划虽未囊括即时释放药,但对于疼痛管理过程中开具的任何管控药,处方医师均应同样小心仔细地评估风险、随访与监测。

食品和药物标贴的变更

为响应变更阿片类镇痛药管理标贴的呼声,FDA 发布了如下 ER/LA 阿片类药标贴变更[52]：

- 强调个体化治疗；
- 说明疼痛已严重到有应用 ER/LA 阿片类药的指征；
- 唯有在替代物品被证明镇痛不充分时，才建议使用；
- 强烈建议：与酒精、中枢作用的镇静药物合用时应格外谨慎；
- 将重点放在评估患者的日常活动和生活质量上，而不仅仅是疼痛强度；
- 孕期使用阿片类药应格外小心，母亲在孕期长期服用阿片类药，婴儿面临新生儿戒断综合征风险；
- 要求研究的观察时限须超过 12 个星期，以评估误用、滥用、痛敏和成瘾的风险。

重新划分氢可酮的管控等级

2014 年 10 月 6 日，美国缉毒署（DEA）将氢可酮从三类变更为管控更严格的二类，带来以下变化[53]：

- 处方限制在 30 天内用量
- 患者每次开药均要求就诊
- 不再认可电话或传真的处方

DEA 是在阿片类药物相关滥用、成瘾和过量死亡等问题日趋严重的情况下，变更管控等级的。

当前等级相对于既往的，有可能会影响患者获得镇痛药物。美国纤维肌痛暨慢性疼痛协会于等级变更的头 100 天开展了一项网上调查，收集了相关信息，发现三分之二的参与者均提到开具氢可酮复方药的处方很麻烦，15% 的人说这对医患关系有负面影响[54]，参与调查的人数共 3 000 名，其中不多人有多种疼痛诊断，如纤维肌痛（91%）、下腰痛（62%）和颈源性疼痛（44%）。

实践原则

阿片类药并不是一类完美的药物，但对某些病人来说，是必需的，甚至需长期使用。拟长期接受阿片类物治疗患者须仔细评估并按风险分层，监测疗效、不良事件、相关异常行为，以及实现治疗目标的进展情况。严格遵循联邦政府、各州及地方药品管控法令法规。无论如何，疼痛仍然是一种主观体验，需要相当的临床经验、判断力和资源才能得到有效治疗。

专业医学会有关阿片类药物使用指南

很多阿片类处方药物使用指南对临床医师都很有帮助。有个系统综述从现有的 13 份使用指南中据质量高低推荐了 2 份[55]：美国疼痛学会（APS）和美国疼痛医学学会（AAPM）联合指南[56]；加拿大阿片类药物应用指南小组撰写的指南[57,58]，其中 APS/AAPM 联合指南专家组耗时一年多回顾了八千余项研究才撰写完成[56]，其余 11 份指南中，质量中等的有 7 份，另外 4 份不推荐。

上述指南在若干领域都有共同之处，如在开具阿片类药处方方面，均建议[55-58]：

- 详细询问病史及体格检查。
- 采用特定评估工具，评估阿片类药滥用与成瘾情况（表 6 - 2）[56,59-62]。
- 从个体化试验与滴定方案开始。
- 定期重新评估患者体能、治疗进展、不良事件及依从情况，表 6 - 3 推荐了临床监测工具[63,64]。
- 掌握美沙酮的相关知识。
- 认识芬太尼贴剂相关风险。
- 谨慎滴定。
- 换用不同的阿片类药时，按 25%～50%减量。
- 使用阿片类药物风险评估工具。
- 签署治疗同意书。
- 以尿检结果评估患者依从性。
- 查看国家处方药物监测数据库。
- 加强高危患者的监测频次，并与精神科医师、脱瘾医师共同管理。
- 查找剂量不断加大的原因。

表 6 - 2   开具阿片类药处方前的风险评估筛查工具

工　具	工具项目数	实施人员
阿片类药物风险工具	5	患者
疼痛患者筛查与评估方法	24,14,5	患者
诊断、顽固性、风险与疗效评分	7	医师

参考文献[56,59-62]。

表 6 - 3   阿片类药治疗启动后的监测工具

工　具	工具项目数	实施人员
疼痛评估与记录工具	41	医师
当前阿片类药误用测量方法	17	患者

参考文献[63,64]。

- 与心理健康及成瘾治疗专家合作,对高危患者进行更频繁、更严格的监测和管理。
- 考虑应用阿片类药物的原因。
- 不良反应多或疗效欠佳可考虑换药。
- 反复出现药物相关性异常行为时,中止阿片类药治疗。

上述原则符合美国国家实践要求,这些要求在各州的医疗委员会或专业许可机构的网站上都可以查到,很多州采用美国医学理事联合会(FSMB)制定的标准,该联合会发布并更新了处理策略示范性模板[65](见框6-1)。

框6-1　FSMB应用阿片类药物治疗慢性疼痛的处理策略模版

1. 在开具阿片类药处方前,依据病史、查体及辅助检查结果全面评估风险并分层。
2. 记录治疗方案,并说明用药目的、考虑以及合适的非药物疗法。
3. 告知患者风险/获益,并签署明确医师/患者责任的治疗知情同意书。
4. 选择较安全的阿片类药物,从最低剂量开始滴定直至有效。
5. 定期审查治疗过程,评估治疗目标实现情况,并监测遵嘱依从性,必要时通过"5A"(镇痛、活动、不良反应、相关性异常行为及疗效)调整治疗方案。
6. 定期药检(如尿检、药丸计数、查对处方数据库),确保患者依从性。
7. 必要时请其他专家评估并治疗。
8. 持续权衡阿片药治疗获益与风险,如需,制定中止计划(如疼痛缓解、无法忍受的不良反应、镇痛不足、严重的异常应用、体能恶化等)。
9. 准确完整记录上述过程的文本及处方。
10. 熟悉并遵守有关管控药品的所有国家及联邦政府法令法规。

缩写:FSMB(国家医疗委员会联盟)。
参考文献[65]。

并非仅疼痛科医师在行动

精神疾患与慢性疼痛相似的发病机制,使患者在药物误用、相互作用和过量用药方面处于高危状态。

诊疗医师如认为患者有可能从其他医疗资源中获益时,应考虑咨询与会诊[56],因为疼痛疾患与精神障碍的相似度约为50%[66-69],而精神障碍与成瘾症的拟合度又高达60%[70]。

就长期疼痛管理而言,阿片类药物只是其中的一种治疗手段,疗效最好的还是跨学科综合治疗与多模式镇痛方式[71]。以下情况,患者也许不能从阿片类药物治疗中获益[71]:

- 阿片类药物引起严重不良反应
- 达到某一特定目标
- 患者在镇痛满意同时,处于误用或过量用药风险中

小结

- 阿片类药物是唯——种对多种疼痛状态均有效的药物,但不是对所有的疼痛都有效。
- 任何时候都应尽量选择等效的非阿片类药疗法,即便费用较高。
- 采用阿片类药治疗时,应进行风险评估并分层。
- 医保支付有必要进行重大改革,以支持在选择治疗方法时可做出最佳的临床决策。
- 处方医师有责任熟知阿片类药物实践指南、管控药品相关监管要求与法令法规。

致谢

美国犹他州盐湖城 Dove 医疗通信有限责任公司的贝丝(Beth)为本文提供了医学文献。

(王玲玲   翻译   徐昕明   审校)

参考文献

［1］ Ballantyne JC. Opioid analgesia: perspectives on right use and utility. Pain Physician 2007; 10: 479－491.

［2］ Rhodin A. The rise of opiophobia: is history a barrier to prescribing? J Pain Palliat Care Pharmacother 2006; 20: 31－32.

［3］ Bonica JJ. The management of pain, with special emphasis on the use of block in diagnosis, prognosis and therapy. Philadelphia: Lea & Febiger; 1953.

［4］ Schatman ME, Webster LR. The health insurance industry: perpetuating the opioid crisis through policies of cost-containment and profitability. J Pain Res 2015; 8: 153－158.

［5］ Bennett DS, Carr DB. Opiophobia as a barrier to the treatment of pain. J Pain Palliat Care Pharmacother 2002; 16: 105－109.

［6］ Brennan F, Carr DB, Cousins MJ. Pain management: a fundamental human right. Anesth Analg 2007; 105: 205－221.

［7］ International Pain Summit of the International Association for the Study of Pain.Declaration of Montré al: declaration that access to pain management is a fundamental human right. J Pain Palliat Care Pharmacother 2011; 25: 29－31.

［8］ Gilson AM, Ryan KM, Joranson DE, et al. A reassessment of trends in the medical use and abuse of opioid analgesics and implications for diversion control: 1997－2002. J Pain Symptom Manage 2004; 28: 176－188.

［9］ Webster LR, Dove B. Avoiding opioid abuse while managing pain: a guide for practitioners.

North Branch (MN): Sunrise River Press; 2007.

[10] Institute of Medicine (US) Committee on Advancing Pain Research, Care, and Education. Relieving pain in America: a blueprint for transforming prevention, care, education, and research. Washington, DC: National Academies Press (US); 2011.

[11] Woolf AD, Pfleger B. Burden of major musculoskeletal conditions. Bull World Health Organ 2003; 81: 646 – 656.

[12] Tsang A, Von Korff M, Lee S, et al. Common chronic pain conditions in developed and developing countries: gender and age differences and comorbidity with depression-anxiety disorders. J Pain 2008; 9: 883 – 891.

[13] Ohayon MM, Schatzberg AF. Chronic pain and major depressive disorder in the general population. J Psychiatr Res 2010; 44: 454 – 461.

[14] McGrath B, Elgendy H, Chung F, et al. Thirty percent of patients have moderate to severe pain 24 hr after ambulatory surgery: a survey of 5,703 patients. Can J Anaesth 2004; 51: 886 – 891.

[15] Chen LH, Hedegaard H, Warner M. QuickStats: rates of deaths from drug poisoning and drug poisoning involving opioid analgesics — United States, 1999 – 2013. MMWR Morb Mortal Wkly Rep 2015; 64: 32.

[16] Warner M, Chen LH, Hedegaard H, et al. Trends in drug-poisoning deaths involving opioid analgesics and heroin: United States, 1999 – 2012. CDC Health E-Stats; 2014.

[17] Centers for Disease Control and Prevention. CDC vital signs: prescription painkiller overdoses in the US. 2011. Available at: http://www.cdc.gov/vitalsigns/ pain killer overdoses/. Accessed October 29, 2015.

[18] Substance Abuse and Mental Health Services Administration. Results from the 2013 national survey on drug use and health: summary of national findings. Rockville (MD): Substance Abuse and Mental Health Services Administration; 2014. NSDUH Series H – 48, HHS Publication No. (SMA) 14 – 4863.

[19] Centers for Disease Control and Prevention. Prescription drug overdose data: deaths from prescription overdose data (2013). Available at: http://www.cdc.gov/drugoverdose/data/ overdose.html. Accessed September 23, 2015.

[20] Substance Abuse and Mental Health Services Administration, Center for Behavioral Health Statistics and Quality, Center for Behavioral Health Statistics and Quality. The DAWN report: highlights of the 2011 drug abuse warning network (DAWN) findings on drug-related emergency department visits. Rockville (MD): Westat; 2013.

[21] Substance Abuse and Mental Health Services Administration, Center for Behavioral Health Statistics and Quality. Treatment episode data set (TEDS): 2002 – 2012. National admissions to substance abuse treatment services. Rockville (MD): Substance Abuse and Mental Health Services Administration; 2014. BHSIS Series S – 71, HHS Publication No. (SMA) 14 – 4850.

[22] Centers for Disease Control and Prevention (CDC). Vital signs: prescription painkiller overdoses: use and abuse of methadone as a painkiller. 2012. Available at: http://www.cdc. gov/vitalsigns/MethadoneOverdoses. Accessed October 13, 2015. 23. Chou R, Turner JA, Devine EB, et al. The effectiveness and risks of long-term opioid therapy for chronic pain: a systematic review for a National Institutes of Health Pathways to Prevention Workshop. Ann Intern Med 2015; 162(4): 276 – 286.

[24] Chou R, Ballantyne JC, Fanciullo GJ, et al. Research gaps on use of opioids for chronic noncancer pain: findings from a review of the evidence for an American Pain Society and American Academy of Pain Medicine clinical practice guideline. J Pain 2009; 10: 147 – 159.

[25] Noble M, Tregear SJ, Treadwell JR, et al. Long-term opioid therapy for chronic noncancer

pain: a systematic review and meta-analysis of efficacy and safety.J Pain Symptom Manage 2008; 35: 214 - 228.

[26] Portenoy RK, Farrar JT, Backonja MM, et al. Long-term use of controlled-release oxycodone for noncancer pain: results of a 3-year registry study. Clin J Pain 2007; 23: 287 - 299.

[27] Caldwell JR, Rapoport RJ, Davis JC, et al. Efficacy and safety of a once-daily morphine formulation in chronic, moderate-to-severe osteoarthritis pain: results from a randomized, placebo-controlled, double-blind trial and an open-label extension trial. J Pain Symptom Manage 2002; 23: 278 - 291.

[28] Roth SH, Fleischmann RM, Burch FX, et al. Around-the-clock, controlled-release oxycodone therapy for osteoarthritis-related pain: placebo-controlled trial and long-term evaluation. Arch Intern Med 2000; 160: 853 - 860.

[29] Rauck R, Ma T, Kerwin R, et al. Titration with oxymorphone extended release to achieve effective long-term pain relief and improve tolerability in opioid-naive patients with moderate to severe pain. Pain Med 2008; 9: 777 - 785.

[30] McIlwain H, Ahdieh H. Safety, tolerability, and effectiveness of oxymorphone extended release for moderate to severe osteoarthritis pain: a one-year study. Am J Ther 2005; 12: 106 - 112.

[31] Wild JE, Grond S, Kuperwasser B, et al. Long-term safety and tolerability of tapentadol extended release for the management of chronic low back pain or osteoarthritis pain. Pain Pract 2010; 10: 416 - 427.

[32] Allan L, Richarz U, Simpson K, et al. Transdermal fentanyl versus sustained release oral morphine in strong-opioid naive patients with chronic low back pain. Spine 2005; 30: 2484 - 2490.

[33] Bettoni L. Transdermal fentanyl in rheumatology: two years' efficacy and safety in the treatment of chronic pain. [Fentanyl transdermico in reumatologia: efficacia e sicurezza a due anni nel trattamento del dolore cronico]. Recenti Prog Med 2006; 97: 308 - 310.

[34] Collado F, Torres LM. Association of transdermal fentanyl and oral transmucosal fentanyl citrate in the treatment of opioid naive patients with severe chronic noncancer pain. J Opioid Manag 2008; 4: 111 - 115.

[35] Fredheim OM, Kaasa S, Dale O, et al. Opioid switching from oral slow release morphine to oral methadone may improve pain control in chronic non-malignant pain: a nine-month follow-up study. Palliat Med 2006; 20: 35 - 41.

[36] Milligan K, Lanteri-Minet M, Borchert K, et al. Evaluation of long-term efficacy and safety of transdermal fentanyl in the treatment of chronic noncancer pain. J Pain 2001; 2: 197 - 204.

[37] Mystakidou K, Parpa E, Tsilika E, et al. Long-term management of noncancer pain with transdermal therapeutic system-fentanyl. Pain 2003; 4: 298 - 306.

[38] Breivik H, Ljosaa TM, Stengaard-Pedersen K, et al. A 6-month, randomized, placebo-controlled evaluation of efficacy and tolerability of a low-dose 7-day buprenorphine transdermal patch in osteoarthritis patients naive to potent opioids. Scand J Pain 2010; 1: 122 - 141.

[39] Wen W, Munera CL, Dain B, et al. Long-term use of buprenorphine transdermal system (BTDS) in patients with chronic pain. Poster Presented at Pain Week. Las Vegas (NV), September 8 - 11, 2010.

[40] Richarz U, Waechter S, Sabatowski R, et al. Sustained safety and efficacy of oncedaily hydromorphone extended-release (OROS_ hydromorphone ER) compared with twice-daily

oxycodone controlled-release over 52 weeks in patients with moderate to severe chronic noncancer pain. Pain Pract 2013; 13: 30 - 40.

[41] Sullivan MD, Edlund MJ, Zhang L, et al. Association between mental health disorders, problem drug use, and regular prescription opioid use. Arch Intern Med 2006; 166: 2087 - 2093.

[42] Wasan AD, Butler SF, Budman SH, et al. Psychiatric history and psychologic adjustment as risk factors for aberrant drug-related behavior among patients with chronic pain. Clin J Pain 2007; 23: 307 - 315.

[43] Butler SF, Cassidy TA, Chilcoat H, et al. Abuse rates and routes of administration of reformulated extended-release oxycodone: initial findings from a sentinel surveillance sample of individuals assessed for substance abuse treatment. J Pain 2013; 14: 351 - 358.

[44] Severtson SG, Bartelson BB, Davis JM, et al. Reduced abuse, therapeutic errors, and diversion following reformulation of extended-release oxycodone in 2010. J Pain 2013; 14: 1122 - 1130.

[45] Cicero TJ, Ellis MS, Surratt HL. Effect of abuse-deterrent formulation of OxyContin. N Engl J Med 2012; 367: 187 - 189.

[46] Schatman ME. Interdisciplinary chronic pain management: international perspectives. Pain: Clin Updates 2012; 20: 1 - 5. Available at: http://www.iasp-pain.org/PublicationsNews/NewsletterIssue.aspx? ItemNumber52065.

[47] Ziegler SJ. The proliferation of dosage thresholds in opioid prescribing policies and their potential to increase pain and opioid-related mortality. Pain Med 2015; 16(10): 1851 - 1856.

[48] Interagency guideline on opioid dosing for chronic non-cancer pain: an educational pilot to improve care and safety with opioid treatment. Olympia (WA): Washington State Agency Medical Directors' Group; 2007. Available at: http://www.agencymeddirectors.wa.gov/Files/2015AMDGOpioidGuideline.pdf.

[49] Fishman SM, Webster LR. Unintended harm from opioid prescribing guidelines. Pain Med 2009; 10: 285 - 286.

[50] Interagency guideline on prescribing opioids for pain. 3rd edition. Olympia (WA): Washington State Agency Medical Directors' Group; 2015. Available at: http://www.agencymeddirectors.wa.gov/Files/2015AMDGOpioidGuideline.pdf.

[51] U.S. Department of Health and Human Services, Food and Drug Administration. Risk evaluation and mitigation strategy (REMS) for extended-release and long-acting opioids. 2012. Available at: http://www.fda.gov/Drugs/DrugSafety/InformationbyDrugClass/ucm163647.htm. Accessed July 7, 2015.

[52] U.S. Department of Health and Human Services, Food and Drug Administration. New safety measures announced for extended-release and long-acting opioids. 2013. Available at: http://www.fda.gov/Drugs/DrugSafety/InformationbyDrugClass/ucm363722.htm. Accessed October 29, 2015.

[53] Drug Enforcement Administration, Department of Justice. Schedules of controlled substances: rescheduling of hydrocodone combination products from schedule III to schedule II. Final rule. Fed Regist 2014; 79(163): 49661 - 82. Available at: http://www.gpo.gov/fdsys/pkg/FR - 2014 - 08 - 22/pdf/2014 - 19922.pdf. Accessed October 15, 2015.

[54] National Fibromyalgia & Chronic Pain Association. Hydrocodone rescheduling survey preliminary results. 2015. Available at: http://www.fmcpaware.org/hydrocodone-rescheduling-survey-preliminary-results.html. Accessed October 15, 2015.

[55] Nuckols TK, Anderson L, Popescu I, et al. Opioid prescribing: a systematic review and critical appraisal of guidelines for chronic pain. Ann Intern Med 2014; 160: 38 - 47.

[56] Chou R, Fanciullo GJ, Fine PG, et al. Clinical guidelines for the use of chronic opioid therapy in chronic noncancer pain. J Pain 2009; 10: 113 – 30. Available at: http: //www. ncbi.nlm.nih.gov/pubmed/19187889. Accessed October 13, 2015.

[57] Kahan M, Mailis-Gagnon A, Wilson L, et al, National Opioid Use Guideline Group. Canadian guideline for safe and effective use of opioids for chronic noncancer pain: clinical summary for family physicians. Part 1: general population. Can Fam Physician 2011; 57: 1257 – 66, e407 – 18. Available at: http: //www. ncbi. nlm. nih. gov/pubmed/22084455. Accessed October 27, 2015.

[58] Kahan M, Wilson L, Mailis-Gagnon A, et al, National Opioid Use Guideline Group. Canadian guideline for safe and effective use of opioids for chronic noncancer pain: clinical summary for family physicians. Part 2: special populations. Can Fam Physician 2011; 57: 1269 – 76, e419 – 28. Available at: http: //www. ncbi. nlm. nih. gov/pubmed/22084456. Accessed October 27, 2015.

[59] Webster LR, Webster RM. Predicting aberrant behaviors in opioid-treated patients: preliminary validation of the opioid risk tool. Pain Med 2005; 6: 432 – 442.

[60] Butler SF, Budman SH, Fernandez K, et al. Validation of a screener and opioid assessment measure for patients with chronic pain. Pain 2004; 112: 65 – 75.

[61] Butler SF, Fernandez K, Benoit C, et al. Validation of the revised screener and opioid assessment for patients with pain (SOAPP – R). J Pain 2008; 9: 360 – 372.

[62] Belgrade MJ, Schamber CD, Lindgren BR. The DIRE score: predicting outcomes of opioid prescribing for chronic pain. J Pain 2006; 7: 671 – 681.

[63] Passik SD, Kirsh KL, Whitcomb L, et al. Monitoring outcomes during long-term opioid therapy for noncancer pain: results with the pain assessment and documentation tool. J Opioid Manag 2005; 1: 257 – 266, 423.

[64] Butler SF, Budman SH, Fernandez KC, et al. Development and validation of the current opioid misuse measure. Pain 2007; 130: 144 – 156.

[65] Federation of StateMedical Boards of theUnited States, Inc. Model policy on the use of opioid analgesics in the treatment of chronic pain. Washington, DC: Federation of State Medical Boards; 2013. Available at: http: //www. fsmb. org/Media/Default/PDF/FSMB/ Advocacy/pain_policy_july2013.pdf. Accessed October 19, 2015.

[66] Peles E, Schreiber S, Gordon J, et al. Significantly higher methadone dose for methadone maintenance treatment (MMT) patients with chronic pain. Pain 2005; 113: 340 – 346.

[67] Potter JS, Shiffman SJ, Weiss RD. Chronic pain severity in opioid-dependent patients. Am J Drug Alcohol Abuse 2008; 34: 101 – 107.

[68] Rosenblum A, Joseph H, Fong C, et al. Prevalence and characteristics of chronic pain among chemically dependent patients in methadone maintenance and residential treatment facilities. JAMA 2003; 289: 2370 – 2378.

[69] Sheu R, Lussier D, Rosenblum A, et al. Prevalencnt drug and alcohol treatment program. Pain Med 2008; 9: 911 – 917.

[70] National Institute on Drug Abuse. Comorbidity: addiction and other mental illness. Research report series. NIH publication No.10 – 5771. 2010. Available at: https: //www.drugabuse. gov/publications/research-reports/comorbidity-addiction-othermental-illnesses/letter-director. Accessed October 27, 2015.

[71] Goldberg DS. On the erroneous conflation of opiophobia and the undertreatment of pain. Am J Bioeth 2010; 10: 20 – 22.

7. 推进退伍军人疼痛管理议程

罗兰·M. 加拉赫[a,b]

关键词

疼痛•慢性化过程•阶梯管理•阿片类药物•退伍军人•生物-心理-社会•联合疼痛教育项目•小型疼痛住院医师培训项目

关键点

- 在那些遭受严重创伤,如炸伤的退伍军人中,疼痛更为普遍,也更复杂。创伤后应激障碍和创伤性脑损伤常常将病情变得更加复杂。
- 疼痛管理应于伤后尽快启动,以免迁延不愈。
- 疼痛管理应是连续、多模式的,并可反映出机体、心理、社会三方因素对疼痛感知、心理反应和治疗转归的影响。
- 阶梯管理模式是在综合权衡退伍军人病情的复杂程度、并发症、难治性及其风险的基础上,提出的一种以患者为中心、循证的疼痛生物-心理-社会管理模式。
- 未来需建立可评估转归且有助于临床实时决策的方法。

简介:疼痛,一个公共健康问题

美国退伍军人健康管理局(VHA)主管疼痛的领导层提出了规范疼痛管理的 6 个基本要素(框 7 - 1),本文概述了 VHA 医疗体系践行这六要素所做出的努力。数十年来在美国乃至全球,人们对疼痛在文化层面上的认识已悄然发生转变,在此情形下,VHA 的疼痛关爱策略自然也随之转型。医学界将慢性疼痛看作一个公共健康问题,迄今至少已有 20 余年[1-3],但在国家及全球层面上,作

声明:本文不代表退役军人事务部官方意见。

a 美国宾州 19035,费城大学与林地区米迦勒克雷申奇退役军人事务部医疗中心疼痛服务部;
b 美国宾州费城宾夕法尼亚大学宾州疼痛医学中心
E-mail: rollin.gallagher@va.gov; rgallagh@mail.med.upenn.edu

为健康问题频繁登上主流媒体，也就是在近年。近期《经济学家》刊发了一篇有关全球性残疾的文章[4]，文中援引了世卫组织一项研究报告[5]并讨论了它的经济影响，报告称下腰痛是全球最常见的致残原因，包括北美、南美、欧洲、澳大利亚、印度尼西亚和亚洲大部分地区在内；同时条，下腰痛与其他慢性疼痛综合征（如南非最常见的致残性疾患：人免疫缺陷病毒/AIDS）通常与抑郁症相伴并先于抑郁症出现，这也是非洲与南美多数人口最稠密国家最常见的致残原因，包括印度与巴基斯坦。

框 7-1   规范化慢性疼痛管理的 6 个步骤

挑战：VA 疼痛管理的转型
1. 教育退伍军人及家属，提升自我效能与信心
2. 教育/培训管理团队的所有成员
3. 开发非药物性治疗模式
4. 制定安全使用处方药规范，包括安全使用阿片类药物（一般性预防措施）
5. 开发可将退伍军人收拢组群的方法（以便远程会诊、教育及成员交流）
6. 建立可监测疼痛治疗转归的指标

摘引自：美国退伍军人事务部. VHA 的疼痛管理.2015. http：//www.va.gov/painmanagement，2015-12-21 下载

疼痛作为一项重大公共健康问题的理念，在过去十年间，获得了美国社会各阶层广泛关注，并受到了以下 3 个交织在一起的社会问题的有力推动，它们在国会、学术界、卫生政策部门及新闻界都曾广泛深入讨论过。

第一，成千上万带着伤痛的美国大兵正源源不断地从中东回国，正在部队和退伍军人事务部（VA）医疗机构中接受治疗，他们当中很多都合并有创伤后应激障碍（PTSD）及脑震荡后综合征等疾患，该群体药物滥用率与自杀率居高不下，而疼痛就是一个驱动因素[6-8]。

第二，经济研究表明，慢性疼痛已致美国医疗费用持续攀升，且已影响到了企业的竞争力与经济的整体健康度[9]［美国医学研究所（IOM）2010 年报告］。

第三，在普通民众、退役和现役军人中，镇痛性处方药滥用及过量死亡率持续攀升，对公众健康的威胁越来越大[10-12]，国民充分意识到安全有效的疼痛管理策略的重要性。

饱受高成本与低效率诟病的美国医疗体系虽未能提出解决这一公共健康问题的方案，但国会应患者及其家属呼吁，举行听证后通过了三项法案：①《退伍军人疼痛关爱法案》(2008 年)；②《军队疼痛关爱法案》(2009 年)，两者每年均需向国会提交进展报告；③ 作为上述两个法案的补充，在 IOM 完成全国性疼痛调研基础上，又于 2010 年通过了《患者保护与平价医疗法案》。IOM 调研报告表明，美国大约有 1 亿成人（约占成人总数的 30%）患有某种慢性疼痛，每年费

用介于 565~635 亿美元,超过了肿瘤与心脏疾患的总和[9];IOM 报告指出,要着手解决这一重大公共健康问题,需要采取多种措施,包括:

- 医疗保健机构应提升对疼痛的自我管理能力,并以此作为疼痛管理的起点。
  - 探索提升自我管理能力的教育方法,并编写符合文化/语言习惯的教材。
- 人口战略应包含解决医疗服务障碍的发展战略。
  - 应侧重于改善高发与镇痛不足人群的治疗方法。
- 各类职业教育课程、培训项目、与专业协会等团体,均应提供初级治疗水平上的疼痛评估及处理的学习机会。
  - 教育应有助于提高疼痛评估及处理的理论水平与实践技能。
- 疼痛专科组织与初级治疗协会双方应充分合作,以使初级经治医师(PCP)向疼痛中心转诊时更高效等。
- 支付方及医疗机构应改良医保核销政策,以扶持协调且循证的疼痛治疗策略。
- 医护人员应当提交标准一致的、完整的疼痛评估报告。

军事人员和退伍军人的疼痛特点

成人慢性疼痛的患病率约为 30%,但在 VHA 注册的退伍军人却高于这个比例,年长些的老兵几近 50%,而且病情复杂,合并精神-社会疾患的人数多,如药物滥用、抑郁、PTSD 和早期工作障碍等。二十多年来患病率稳步增长与两个因素有关:老兵退役;寻求到 VA 医疗机构看病的期望,其条件优于普通卫生机构。老兵病情错综复杂,既有与遂行任务甚至战伤相关性疼痛,也有随衰老而来的疾患及其处理引发的疼痛,如恶性肿瘤、关节炎、脊髓及神经病变等。越战等战争幸存者尚受累于精神心理疾患的折磨,PTSD 等与战场暴露相关的精神疾患患病率明显高于普通民众。

参加过最近的中东战争且在 VA 注册的退伍军人疼痛发生率更高,近六成有肌肉与骨骼疾患,如下腰痛等[17]。得益于单兵防护装备和战伤救治技术的进步,包括穿通伤及地雷炸伤在内的严重创伤,当前的存活率已从越战时期的 40% 升至 90%,这些幸存者身上多伴有永久性、疼痛性神经、肌肉、骨骼组织损害,如截肢、脊髓损伤及其他多伴有各类躯体与神经源性、可干扰肢体功能的疼痛[18-23]。经历战场暴露的所有退伍军人——从单纯的暴露到遭受过身体损害与精神恐惧者,都面临着 PTSD 风险;此外,暴露于爆炸现场者可能伴有创伤性脑损伤,这种脑损伤合并疼痛与 PTSD 的概率较高(54%)、合并单纯疼痛概率更高(70%)[24,25],上述这些情形无疑会长期影响到老兵体格、情感、社会适应性,以及重归家园与社区生活的可能性,甚至可导致诸如抑郁、药物使用不良行为(SUD)、失能、过量用药及自杀等不良后果。

整个美国、国防部（DoD）与 VA 当前面临的一个与疼痛管理相关的问题是：大量使用阿片类药带来的过量用药发生率明显上升[26]。在探讨过量用药的危险因素方面，不像私人机构，VHA 有一个完整的管理数据库可供利用，该数据库登记有每一位注册老兵详细资料，现已确认了一些危险因素，如日用量过大、与苯二氮䓬类药联合使用、伴有 SUD、抑郁症及 PTSD 等[10-12,27]。该数据库也可用于研究某种干预措施的效果，如旨在应对过量用药这个公共健康问题的《阿片类药安全使用倡议》（后述）的效果。

疼痛慢性化过程的预防与逆转

损伤后急性疼痛发展到慢性疼痛的过程，动物研究详细揭示了神经生物学机制，且临床观察也详细报道了演变过程，两方资料汇总就衍生出了疼痛由急性演变至慢性的一种新模型，谓之为慢性化过程[27-30]，图 7 - 1 为慢性化过程及其循环简图，扼要显示了演变过程中涉及的机制与相应表现[31]，从中不难想到，一个好的疼痛治疗体系须具备能及时干预各环节并逆转进程的能力，最大限度地降低病理结构性与神经行为性异常改变，以及随之而来的社会问题。

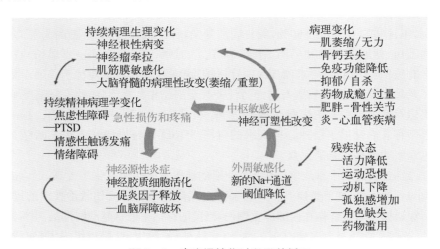

图 7 - 1 疼痛慢性化过程及其循环

经许可，引自 Gallagher RM. Management strategies for chronic pain. In: Krames ES, Peckham PH, Rezai AR, editors. Neuromodulation. New York: Academic Press; 2009. p.315。

一级预防

一级预防重点在于：通过热衷参与有助于预防疼痛所致疾患/损害的活动

与生活方式,积极转变对健康的态度,如有意识地使用诸如保护性护具及安全带装置以防止损伤,戒烟,减肥,锻炼,或采用各类减压方式(如瑜伽、气功),目的在于建立一个良好的健康实践平台,为实施有效的疼痛治疗奠定自我管理基础。

二级预防

二级预防重点在于:伤后/发病后立即进行有效的疼痛治疗,目的在于:

- 及时采取神经调制措施(如冰敷、经皮神经电刺激、神经刺激器),药物,以及局部神经阻滞等措施,控制外周疼痛,从而避免毫无意义的中枢痛与中枢神经系统(CNS)继发性敏化。
- 通过安全有效的用药及自我管理方法,缓解中枢痛感知与痛苦感。
- 减少创伤及其治疗(如手术、放/化疗、药物毒副作用)造成的结构性与神经行为性损害。
- 促进愈合及病变修复,以恢复并维持患者机能、生活质量,如家庭与社区的支持鼓励。

三级预防

三级预防重点在于:疼痛状态持续存在并成为一种伤害性或神经病性刺激,而导致慢性化存在的背景下,尽可能恢复患者功能及生活质量;处理的重点应放在大脑和脊髓可塑性等病生改变上,因其可影响痛感知、情感、认知和非适应性行为,关键是情绪/睡眠障碍/SUD 的早期诊断、预防及管理。

如图 7-1 所示,疼痛慢性化过程取决于躯体痛体验与情感、人际关系、物质环境的相互作用,也正是这种相互作用的行为科学理论,为设计与开发旨在实施安全有效疼痛管理的卫生体系奠定了基础。

- 一旦导致疼痛的疾患过程或损伤得到有效控制,疼痛治疗即可启动,因为情感及社会环境对痛感知与行为的影响相当明显。
- 疼痛具有很强的条件反射性,疼痛的缓解也有高度的奖赏性,无论用什么也不论缓解到什么程度,机体都将视之若宝,简言之:
  - 牢记可缓解疼痛的动作:当某种运动带来疼痛时,大脑会自动闪出"别动,或以不会致痛的方式运动",疼痛就不再出现,即使出现了,也可得于缓解。机体"不以这种方式运动"即为反射条件,而疼痛缓解或免于疼痛为后果,该反射将激活大脑奖赏中枢并记忆。有鉴于此,宜指导疼痛患者采用健康的运动方式并强化学习记忆,克服运动恐惧心理,运动即便带来了疼痛,也与原本疼痛的受损组织或疾患没有直接关系。
  - 同理,使用阿片类药可有效缓解疼痛:当疼痛刺激再次出现或脑内阿片浓度降至无法抑制刺激信号时,获得缓解疼痛的奖赏就会成为再次用药的动机。

○ 就奖赏特性而言,阿片类药处于奖赏回路顶端,该特性对于伴有 SUD 或具有遗传易感性的患者很难抵御,即便疼痛已得以有效控制或已消除,也可致他们继续使用其至加大药量,为此,规范的治疗体系需有能力辨别出这种倾向并予以严密监测。

○ 此外,参与慢性化过程的其他通路尚有:神经发育依赖性与海马回路相关性学习记忆机制,目前已明了它们与急性疼痛持续不缓解和抑郁/疼痛的相辅相成有关。

• 临床管理体系的设计需考虑到并非所有的慢性疼痛都是一样的:外周刺激不同,CNS 介导的反应也不同,如激活的疼痛通路、缓解的奖赏回路以及阿片类药的奖赏特征(对于伴有 SUD 患者更是不同),如何理解、管理这些差异性及社会网络关系,差别相当大。这些因素都会影响到疗效,提示应酌情调整治疗方案,尤其对于伴有 SUD 或 SUD 风险较高患者,以获得满意效果。

以上归纳的慢性疼痛管理框架,对于临床医师评估与治疗能力的提升十分重要,安全有效的管理方案应在生物-心理-社会模式下,实施个体化、目标导向治疗,而目标为疼痛缓解、患者功能及生活质量恢复[34]。

多数或绝大多数退伍军人的疼痛病情均十分复杂,为确保安全有效,要求 VHA 和 DoD 应对体系结构与治疗过程做出适应性调整。如当前资料表明战伤或其他损伤后理想的急性疼痛处理至少应包含以下一项,每一项对应的都是急性疼痛中一个独立的病理过程:

• 伤后不久区域性神经阻滞有助于阻止疼痛信号向 CNS 传递[35]
• 早期使用氯胺酮可防止痛觉上扬(wind-up)与敏化现象[36]
• 如必要可使用阿片类药,有助于减轻疼痛,并降低参与慢性化过程的中枢应激通路的活化程度[37]
• 采用认知行为/心理性应激控制疗法[38]
• 采用目标导向管理方案,包括[39]:
  ○ 严密监测,以确保用药及其他干预措施安全有效。
  ○ 早期采用行为疗法及综合策略,如认知行为/心理性训练法、针灸、瑜伽与气功疗法。
  ○ 仔细拟定从医院到门诊的过渡治疗方案。
  ○ 从 DoD 医疗机构出院后到 VA 和/或社区诊所,有关治疗方案及过渡方案关键信息的沟通应有效、畅达。

体系结构面临挑战

VA 为退伍军人服务的使命,要求其在疼痛管理方面需立即着手进行基于人群、面向公共健康的可持续性改革,也要求支持体系相关性研究以指导改革顺利实施。要在体系内设计并开展基于人群的疼痛关爱管理模式,不但没有捷径而且面临很多挑战。

VHA 和私营医疗体系均面临下列问题:

- 工作人员在疼痛管理方面训练有限,包括初级治疗医师和专科医师在内[9,40]
- 循证的临床实用指南/流程尚缺,尤其是可用于初级治疗的综合疗法
- 对有效、非医学性的疼痛管理措施财政支持或信贷款度不足
- 以治疗人数和操作数量而不是临床转归来衡量治疗质量
- 对于利润高的专科操作,学科间存在竞争,阻碍了协调性

VHA 医疗体系面临的挑战相对于私营机构,不同的是:

- VHA 是有固定预算(按人员拨付)的体系:
  - 不需像私营机构那样发展以利润为中心,如采用低薪招聘措施等。
  - 预算不包含:因需求猛增而要快速做出响应的情形,如"9·11事件"及其紧随的几场战争以后,新涌现出成千上万带伤痛及并发症的退伍军人情形。
- VHA 肩负为所有退伍军人(即不准挑选病例)提供医疗服务的责任。临床团队必须为一切患者治病,不论其病情复杂程度如何,若并发症复杂,有可能到私营机构接受治疗,则不允许出院,因医保不支持,为此,病情复杂的退伍军人将会有选择性地寻求 VHA 服务,当然,时间与经济成本会较高。
- 公众支持对 VA 医疗体系展开研究,以发现管理中的瑕疵及体系运行中的短板,并将其发表于大众媒体和医学期刊上[41],这样将瑕疵公之于世最终有助于采取整改措施纠正问题,但无疑会导致国会与公众对 VA 产生负面影响。

相对于私营医疗体系,VHA 优势在于:

- VHA 的管理数据库和电子病历可为研究管理中的瑕疵提供完整资料,也可为研究整改措施的效果提供基础对照。
- 在体系设计与临床处理的决策上,不似私营机构,VHA 没有创收压力,从而利于创新空间的拓展,若成功,也便于在整个体系推广。
- 由 VHA 相关处室代表组成的国家疼痛管理战略协调委员会(NPMSCC)(框 7-2),支持国民疼痛管理计划(NPMP)办公室工作,后者专门负责就疼痛管理政策与实施办法向 VHA 提出建议。
- VHA 工作人员能自觉地扑在工作上,而不是收入上;很多临床医师为实施规范化疼痛治疗精诚合作、相互支持,这在利润至上的私营或大学医疗机构中很难做到。

框 7 - 2　组成 NPMSCC 的处室(专业顾问委员会)

国民疼痛管理计划办公室：主任、副主任、研究顾问、项目协调员

- 初级治疗[2]
- 理疗与康复
- 疼痛医学
- 成瘾
- 神经病学
- 心理卫生整合
- 疼痛心理学
- 患者教育
- 麻醉学
- 老年病学
- 部署后健康[2]
- 药学(药品管理)
- 护理[2]
- 工作人员教育体系[2]
- 女性健康
- 科研
- 综合卫生

- 可通过下述 3 种模式避免重蹈疗效欠佳的社区模式[45,46]：
  - 序贯专科/亚专科治疗模式：为明确并解除疼痛病因，患者转诊于各专科间，完成各项检查与操作，最后以神经行为学理论解释获得的结果。该模式的缺陷是：未涉及可影响任何患者病程与转归的生物-心理-社会各因素的相互作用问题，而有可能促进慢性化进程并增高治疗费用。
  - 多学科疼痛中心模式：对传统序贯模式疗效不佳、残疾、慢性化过程易化且已有不良后果患者，宜转入费用较昂贵的多学科模式，以逆转慢性化进程及其并发症[47]。
  - 管控性治疗模式：对于没条件接受疼痛专科治疗、受限于高昂费用或无生物-心理-社会治疗模式专家的患者，只有不断增大阿片类药等用量，并发症无疑多见且疗效有限，常难于重返工作等状态。
- VHA 有能力解决社区或 VHA 体系内面临的上述结构、社会经济和临床问题，并提出了一种旨在为退伍军人提供服务的全新疼痛管理模式：疼痛专科与初级治疗社区康复模式(PMPCCRM)，该模式在设计上突出了社区临床医疗小组的核心作用，该小组多由与疼痛专科团队关系密切的社区 PCP 组成。
  - PCP 及包括专家在内的临床团队基于循证的管理路径，将对疗效有明显影响的各类因素有机地结合在一起，如基础理论、技能、家庭等心理

社会因素和社区资源等,依据患者病情制订出个体化的生物-心理-社会模式处理方案,综合治疗慢性疼痛[34,48-52]。

○ 含综合、行为及理疗在内的专科治疗团队,应积极与社区初级治疗网点合作,在 PCP 治疗不力时,援以会诊与专科治疗,以减轻慢性化程度。

○ 跨学科疼痛康复中心:尽管初级治疗与专科治疗团队之间充分合作,但从疼痛慢性化进程到残疾等相关并发症,均要求获得通过 CARF 认证的跨学科疼痛康复中心治疗。

阶梯管理模式

为应对上述挑战,VHA 在 PMPCCRM 框架下构建了一种基于人群,并与三级预防相对应的阶梯式疼痛管理模式。在各位同道及多学科 NPMSCC 的支持下,由本文作者暨时任 VHA 国民疼痛管理计划办公室主任罗伯特·克恩斯(Robert Kerns)博士执笔,于 2009 年推出了政策性指导意见(框 7-1),指导意见[53]概述了 VA 医疗体系疼痛治疗的新规范——阶梯管理模式:依据慢性疼痛病情的复杂性、难治性、并发症及风险,在不同管理层次之间协调、无缝转诊的一种以患者为中心的生物-心理-社会管理模式,管理层次分一级、二级和三级(见图 7-2)。该模式与《平价医疗法案》中的医疗之家模式相一致,都要求患者知情同意并积极参与医疗方案的决策。该模式的顺利实施强调在一级治疗阶段跨学科协作的重要性,以及专科会诊与合作的便利性,特别是跨学科慢性疼痛治疗团队,同时强调有为退伍军人服务的强烈使命感与责任感。

为在目标人群中全面实施这一涉及公共健康的疼痛管理模式,VA 须与 DoD 紧密合作,在其管辖的现役范围内(战争)就着手进行,为此,陆军中将、外科军医埃里克·肖马克(Eric Schoomaker)博士特批,于 2009 年成立了由海陆空三军及 VA 专家组成的部队疼痛管理专家组,作者有幸代表 VA 参加。专家组耗时半年对部队疼痛管理现状进行了广泛、深入调研,走访了数十个就诊服务网点及久负盛名的医疗机构,集中讨论 3 次,撰写出 163 页的报告[54],全面反映了部队疼痛管理当前存在的问题,提出的整改建议超过百条,其中最为关键的是:① 推行 VHA 提出的阶梯管理模式;② 由 VA 和 DoD 各自主管卫生的次长担任联合主席的 VA-DoD 执委会(HEC)特批,成立疼痛管理联合工作组(HEC-PMWG),由本文作者及切斯特[Chester(Trip)Buckenmaier]博士担任联合主席,HEC-PMWG 任务是为 VA 和 DoD 构建一个集疼痛医教研为一体的可持续、协作的单一体系,经部队批准成立一个新的职能办公室,即负责整合现役和退伍军人疼痛管理的联合中心,现隶属于健康科技大学联合服务部,协助开展 HEC-PMWG 工作[55]。

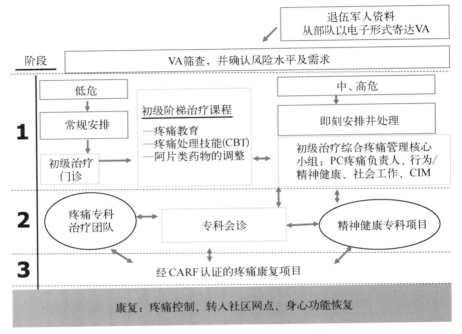

图 7 - 2　VHA 疼痛阶梯管理的连续性

CBT：认知行为疗法；CIM：辅助与整合医学；PC：初级治疗。（经许可，引自 Gallagher RM. Pain medicine and primary care: the evolution of a population-based approach to chronic pain as a public health problem. In: Deer TR, Leong MS, Buvanendran A, et al, editors. Comprehensive treatment of chronic pain by medical, interventional, and behavioral approaches. The American Academy of Pain Medicine textbook on patient management. New York: Springer; 2013. "Comprehensive Treatment of Chronic Pain by Medical, Interventional, and Behavioral Approaches. The American Academy of Pain Medicine Textbook on Patient Management" is a copyrighted work of the American Academy of Pain Medicine. _ American Academy of Pain Medicine 2013.）

　　VA 阶梯管理模式的早期版本[56]已进行了更新，这是基于以下进展：强调自我管理教育[57]、支持临床药师借助对阿片类等药的管理参与到初级治疗[58,59]、增加行为健康技师，以筛查出异常行为及心理疾患[60,61]，并按循证的指南与临床流程进行处理[48-52,62]。该管理模式的依据主要源于初级治疗体系的临床观察与队列研究，但值得一提的是，所有这些工作 VHA 均已开展，并认识到加强初级处理措施（如多种方法联合应用），确可改善治疗转归。下面就 VHA 机构开展的阶梯管理模式略举几例：

- 多布查（Dobcha）及其同事[42]采用双盲随机对照研究方法，比较了 1 年内 42 位初级治疗医师应用"心理等辅助疗法 + 常规治疗"与"常规治疗"对 401 例肌肉骨骼性疼痛退伍军人的干预效果，结果疼痛所致的活动不能、患者整体变化评分明显改善,伴抑郁症患者的抑郁程度也显著缓解。

- 克伦克(Kroenke)及其同事[63]采用随机对照研究方法,探讨了为期 12 周的阶梯管理对伴有抑郁症的肌肉骨骼性疼痛老兵的影响(阶梯管理对情感障碍与肌肉骨骼性疼痛的影响),并与常规治疗进行比较,阶梯管理由优化的抗抑郁药及疼痛的自我管理课程组成,结果抑郁状态大为改善,疼痛程度与失能状态也有中度缓解。

- 在初级治疗环境下,维也纳(Wiedemer)及其同事[58,59]观察了由临床药师主导的门诊对行为异常(阿片类处方药滥用)对退伍军人的影响,结果约半数对阿片类处方药行为异常及全部伴有滥用危险因素的老兵均得以有效管理;尿检试验可筛查患者是否长期服用阿片类药,接受筛查的患者比例明显增加;而且临床药师等疼痛管理者满意度较高。

- 贝尔(Bair)及其同事[64]评估了阶梯管理对参加伊拉克-阿富汗战争、伴肌肉骨骼慢性疼痛退伍军人的疗效,发现联合应用以下三项:按推荐流程使用镇痛药 + 自我管理教育 + 由经培训护士提供简明认知行为疗法,可明显缓解疼痛程度、疼痛相关性失能与干扰程度。

为促进 VHA 旗下 142 家医疗机构及其相关疼痛门诊的转型,VHA 成立了 NPMP 办公室,主要负责 VHA 国家疼痛管理战略政策的制定、协调与监管,并与有关处室合作,如初级治疗、心理卫生、药物管理、护理、综合卫生及框 7 - 2 中罗列的其他处室。

NPMP 获得了以弗里德海姆(Friedhelm)博士和罗伯特 • 斯普勒(Robert Sproul)博士为在任联合主席的 NPMSCC 充分支持,它也支持很多专家组和工作小组,这些团队都有一个共同的目标,即在整个 VHA 医疗体系内实施基于团队、以患者为中心的阶梯管理模式。按月召开的例会包括:

- NPMSCC 每月汇总 1 次 VA 医疗相关处室的建议(见框 7 - 2)。
- 初级治疗专家组例会:支持体系内各机构初级治疗疼痛小组(PACT)负责人工作。
- 跨学科疼痛专科工作团队例会:致力于体系内专科会诊、协作与阶梯管理中第 2 阶梯的转诊规范、便捷进行[65]。
- CARF疼痛康复专家组例会:致力于体系内CARF功能的培训与规范化[66,67]。

VHA 服务网络在全国、地区、机构性职责已在《VHA 疼痛管理指导意见 2009 - 053》中明确,除了实施阶梯管理模式外,尚需:

- 制订可胜任规范化疼痛治疗的临床工作人员的教育与培训标准。
- 开发适用于整个体系、可保障治疗安全有效的监控系统。
- 开发两个认证体系,即质量改进及项目实施成功与否认证体系,以研究证据水平高的阶梯管理方法或亮点。

● 开发有关上述阶梯管理的交流系统,为在 VHA 体系应用奠定基础。

教育与培训项目

过去十年的晚些时候,为让大家明了疼痛管理面临的挑战、目标及其策略,VHA 为各地退伍军人综合服务网络(VISN)、具体医疗机构的初级治疗小组负责人及专科医师多次举办全国性与地区性研讨会。VHA 有个专门的工作小组确认了医学研究生与本科生欲成为 VHA 疼痛管理方面的 PCP,应具备的核心能力[9,40],如表 7-1 所示,涉及的内容经过全美工作小组补充现已有所拓展[48-52,60,68-70]。达到上述要求的项目与课程不少,如可通过 VHA 的小型疼痛住院医师培训项目进行学习。

为提高当前及将来疼痛管理水平,VHA 与 DoD 已开设了很多全国性教育培训课程。

● VA-DoD 临床或在现场条件下的针灸止痛术:本课程目的在于为 VA 医疗体系培训可实施针灸(耳针)止痛术的临床针灸师,为 DoD 培训可在战场条件下行针灸术(BFA)的医护兵,以使伤病员便于获取这一一线处理方法[72,73]。迄今已对数千名前线医疗人员进行了培训,且在 300 学时内培养了近百名遍布各地的临床针灸师,他们已成为 BFA 的培训师资(教员),退伍军人终将受益。

● VA-DoD 联合疼痛教育项目(JPEP):JPEP[74] 聚集了疼痛管理理论和实践各领域专家,编写出 27 个循证的计算机教学模块,用于 VA-DoD 各类教学项目中,如访问专科治疗网络(SCAN)以拓展并改善社区医疗转归(ECHO)项目、小型住院医师培训项目及非同步在线培训课程等。这些模块现已开始纳入到了普通住院医师与其他专业的培训课中(VA 承担了大约 70% 的全美受训医师全部或部分培训任务)。

● 针对 PCP 的小型疼痛住院医师培训项目[71]:该项目强调提升 PCP 对常见的局限性疼痛综合征的诊疗水平,包括病史采集、查体及目标导向的生物-心理-社会治疗方案等,重要的有:

　○ 掌握何时及如何利用医疗、行为、综合治疗方案处理预设病情,包括 BFA 及扳机点注射

　○ 掌握何时及如何向疼痛专科治疗服务部转诊患者

　○ 掌握与退伍军人讨论生物-心理-社会治疗方案的有效沟通技巧

　○ 项目采用的教材为认可的标准化课程(JPEP),分 3 个阶段:网络学习阶段,为期 3 天的现场教学阶段和利用已培训的方法(SCAN ECHO、学术推广、当地教员的指导与支持)咨询教员阶段

表 7-1　疼痛管理中初级治疗医师应备的核心能力

初级治疗能力	培训策略	检测指标	持续发展策略
● 具备全面的疼痛评估能力 ○ 病史：包括精神/行为并发症，成瘾/异常行为（注意力分散等）的评估 ○ 侧重于神经系统检查的常规检查/操作 ○ 酌情采用诊断性检查/操作	● 通过网络培训 ● 现场教学 ● 疼痛教育手册	● 完成培训（小型住院医师培训项目，SCAN ECHO, TMS)（非同步） ● 病历审查	● 调整人员与增加疼痛患者的就诊时间 ● 业绩计量/监督 ● PACT 负责人制
● 良好的医患沟通能力 ○ 如何引导期望契合实际 ○ 如何阻止消极行为 ○ 如何培养疼痛自我管理能力 ○ 让患者接受受行为特定目可行的目标	● 通过网络培训 ● 现场教学 ● 疼痛教育手册 ● 动机性交流方法的培训	● 完成培训 ● 患者反馈 ● 患者满意度调查，但应调整不满意及继发就诊患者权重 ● 重新评估治疗方案 ● 了解患者问题/顾虑	● 身心健康计划的可行性 ● 行为管理/疼痛心理学 ● 患者支持团队 ● 功能评价及再评价模板 ● PACT 负责人制
● 疼痛处理能力 ○ 掌握临床实用指南 ○ 基于推荐流程的合理使用药及目标导向的生物-心理-社会模式治疗方案 ○ 建立安全有效的阿片类药管理流程 ○ 掌握功能评估功能常见指标的应用 ○ 决策是否高危行为，综合与理疗一体化的阶梯治疗方案 ○ 决策是否需其他团队会会与协助	● 通过网络培训 ● 现场教学 ● 疼痛教育手册 ● 服务项目列表 ● 服务协议 ● 有关当地安排的网络信息 ● 学习实用指南 ● 采用学术推广课程	● 完成培训 ● 药物利用度监测（长效，短效阿片类药及非阿片类药） ● 辅助疗法及其他干预措施的使用情况 ● 病历审查	● 从普通 PC 疼痛人群中分辨出特殊问题患者 ● 识别并观察离群患者 ● 身心/综合健康项目的可行性 ● 行为管理/疼痛心理学 ● 业绩计量/监督 ● PACT 负责人制

缩写：PACT 以患者为中心的治疗团队；TMS 智能管理系统

- SCAN‐ECHO 项目：VHA 的 SCAN ECHO 项目[44]系源于新墨西哥大学的 ECHO 模式,即通过视频会议方式进一步提升慢性疼痛管理人员技能。在住院病例会议模式中,跨学科临床医师团队(疼痛专科医师、疼痛心理学家、精神科医师、社会工作者、临床药师、综合保健医生和理疗师)可同时监管数个疼痛管理人员,其患者因一个或多个以下缘由难于获得专科治疗,如路途遥远、交通不便、病情危重等,通过标准清单方式采集患者临床资料,疼痛专科团队协助管理人员完成评估并制订出个体化治疗方案,并在重要节点上予以指导。除非急诊,专科团队及 PCP 可酌情修改治疗方案。教学的形式(包括学分)均与每次会议呈交病例相关。项目最终目标是构建一个网络平台,在此平台接受培训的初级治疗网点医师对同事具有较强的带教能力。项目对于住在农村与缺医少药偏僻地方难于获得专科治疗的退伍军人来说,十分便利。VHA 体系现有 6 个地区采用,该项目优势包括：
  - 通过将疼痛管理送至退伍军人家庭附近,而降低交通费用
  - 缓解专科治疗的拥挤情形
  - 通过提升 PCP 临床管理水平,而改善疼痛治疗质量
    - 两个条件相当的 VHA 疼痛服务部,一个采用 SCAN‐ECHO 模式,一个采用常规治疗模式,初步结果表明前者疼痛管理人员使用非阿片类止痛药及理疗的频率较高[44]。
  - 疼痛管理人员和退伍军人满意度较高
- 阿片类药安全使用倡议(OSI)OSI[76]旨在通过以下方式监督并达到阿片类镇痛药的安全使用：降低阿片类药处方用量及其与苯二氮䓬类药的联合应用;增加尿检筛查试验和循证的非医学疗法,包括现要求 VHA 医疗机构均应具备的认知行为疗法、辅助与整合疗法。OSI 得到了多方支持：
  - OSI 工具包：针对临床医师及针对公众的工具包均可在 VA 疼痛管理网站上下载[77],内含跨学科专家团队为疼痛管理人员与患者准备的详细、循证及同行相互评议的教育材料和指导意见,该工具包现已广泛用于 VHA 体系内各类培训与交流。譬如,临床有使用阿片类药指征时,工具包内提供了详尽的安全用药指导意见;此外,有兴趣的读者尚可在其中找到很多针对公众的其他工具。
  - 签署长期使用阿片类处方药的知情同意书：《VHA 指导意见 1005 号》有关长期使用阿片类药治疗疼痛知情同意的内容,可确保需长期使用阿片类药(超过 3 个月且为非姑息性或癌痛应用)的退伍军人,可与开方医师、治疗小组在《使用阿片类药责任书》的引导下充分讨论,交流长期应用阿片类药治疗慢性疼痛及其替代疗法的利弊[78]。通过管理人

员-退伍军人间的讨论及共同决策管理措施等方式,体现了 OSI 强调安全用药的本质,很多退伍军人体会到置身于小组讨论的过程帮助很大,因氛围积极向上,利于信心恢复。

○ 阿片类药治疗风险报告:为进一步强化 OSI,VA 近期加快了阿片类药治疗风险报告(OTRR)工具在全美的推广速度,这是一种有助于临床医师做出决策的盘式工具,主要适用于长期使用阿片类处方药的退伍军人[79]。嵌于 VHA 电子病历中的 OTRR 表盘可直观地为临床医师/团队提供退伍军人治疗时点(实时)的特定的资料与信息,包括疼痛相关诊断、就诊次数、开出的阿片类处方药、末次尿检结果、合并精神疾患及知情同意书的签署情况等,显然,OTRR 有利于疼痛管理人员做出临床决策与协作,而且有助于阿片类处方药的安全使用。

○ 学术推广:VHA 疼痛管理的主要特色之一是,作为治疗团队主要成员之一的临床药师在疼痛管理上发挥了重要作用。与药学相关的设置有两个:一是阿片类药管理门诊[58],在 VHA 体系内表述为药学疼痛管理门诊;二是学术推广(AD)服务部,该部由药物管理办公室设立旨在落实阿片类药及精神类药安全使用倡议[80],AD 部从患者角度及疼痛管理人员角度制作了很多卡片样工具,提供给到访的疼痛治疗团队/个人,以便于他们明了药物等相关性的问题。AD 是学术界公认的毕业后继教的一种创新形式[81,82]。

○ 阿片类药风险管理的分层方法(STORM):借助 VHA 管理数据库分析 OSI 有效性,目的是更安全地使用阿片类处方药,并为分析某一特定措施的效果提供依据,如增加尿检试验次数能否降低阿片类药过量风险[83]。

○ 阿片类药过量教育与纳洛酮配送(OEND):该项目在 VHA 体系已按区域进行了培训,以提高过量用药的风险意识;如何使用可逆转过量的纳洛酮急救包也对老兵的家人/他人进行了培训。迄今,此项目已挽救了上百例潜在的过量死亡老兵[84]。

● 疼痛护理:疼痛管理护理工作小组与威斯康星大学合作,始终贯彻疼痛护理人力资源(PRN)培训方案[85],该方案系专为满足 VA 网点退伍军人需求而进行的。设于坦帕 VA 医学中心(VAMC)的疼痛护理骨干培训项目已为 40 个 VHA 机构培养了训练有素的骨干,他们现已在各自机构开始实施 PRN。

退伍军人健康管理局的疼痛科研

VA 疼痛科研机构[86-88]从神经生物学到临床应用各领域都有,但主要发祥地当属康涅狄格 VA 的罗伯特·克恩斯(Robert Kerns)博士带领的疼痛研究团队(PRWG),以及持续多年、每月 1 次的耶鲁大学电话会议和在各地举行的年会,会议有助于 VHA 科研人员、研究中心及研究开发办公室之间对话与合作,并可为科研部门注入新鲜血液。作为全美疼痛研究顾问的克恩斯(Kerns)博士,每周都会与国家疼痛项目办公室、PRWG 成员共同讨论临床优先发展方向。VHA 疼痛研究机构工作致力于社会实际需求,是美国健康研究院公认的一支研究主力。以电子形式构建的 VA 管理数据库科研意义显著,有利于探讨发展趋势及治疗短板;大规模研究干预措施与政策变化的影响;开展流行病学、前瞻性及临床应用研究。当前科研部门面临的挑战是,需开发一个全系通用、纵向的疼痛评估系统,要求该系统既可提供便于门诊实时决策所需的可靠指标,又可构建出大型研究要求的数据库,部分工作当前已在路上[89,90]。

小结

　　疼痛管理,在与病魔和损伤的抗争史上历来都只是个小脚注,今天公认其为亟须解决却又长期悬而未解,而且费用高昂的公共健康问题之一,国民通过国会代表要求关注这个问题,有鉴于此,VA 起草了如上文所述的疼痛管理议案。在为保家卫国的退役将士解除疾苦的使命感召下,VHA 疼痛机构员工对此充满热情。阻碍疼痛管理发展的结构性问题在 IOM 报告[9]中已进行详述,卫生与公众服务部对应出台了"国家疼痛战略"[91],该战略提出了包括培训与结构性改革在内的具体举措。国会要求 VHA 在提供人文、安全、有效的医疗服务方面,应提升临床医师及机构的医疗水平,为此,VHA 与 DoD 一起联合构建了针对本科生及研究生的培训方案,为确保整个培训体系行之有效,VHA 须与很多其他团队密切合作;同理,VHA 也要进一步提升在全体系推广某种干预措施的能力,当然,这种措施的疗效已经过临床试验验证。为实现上述目标,宜充分支持临床医师及其团队,因为他们试图让退伍军人参与到以健康为中心、强调恢复功能、提升幸福感及总体生活质量的疼痛管理中。

致谢

　　作者在此谨代表全美数百位同行,感谢致力于退伍军人疼痛治疗与管理的 VHA 以下领导:NPMSCC 联合主席:Friedhelm Sandbrink(副局长),Robert Sproul;初级保健机构:Gordon Schectman,Lucille Burgo,Steven Eraker,Steven Hunt,Ilene Robeck,Peter Marshall,Matt Bair,Erin Krebs,Steve Mudra,Michael Saenger,Pat Dumas;疼痛医学专业团队工作组:Friedhelm Sandbrink,

Sanjog Pangarkar，Aram Mardian，Jack Rosenberg，Michael Craine，Ali Mchaourab，David Drake;科研部：Robert Kerns（研究顾问），Audrey Kusiak；麻醉部：John Sum-Ping;国防与退伍军人综合疼痛管理中心/国防部：Chester（Trip）Buckenmaier，Kevin Galloway，Steven Hanling，Chris Spevak，Eric Schoomaker，Richard Thomas;药品福利管理部：Mike Valentino，Virginia Torrise，Francine Goodman，Tom Emmendorfer，Michael Chaffman;学术推广部：Melissa Christopher，Sarah Popish，Elizabeth Oliva;心理健康部：Dan Kivlahan，Andy Pomerantz，Karen Drexler，Steve Dobcha，Ilse Wiechers，Jodie Trafton;护理部：Susan Hagen，Jan Elliot，Nancy Wiedemer;伦理部：Ken Berko-witz，Karen Rasmussen，Virginia Sharpe;雇员教育系统：Anne Turner，Rosemary McIntyre，Anne Sanford；VHA 疼痛项目办公室：Pamela Cremo，Merry Dziewit.

（魏辉明　翻译　麻伟青　审校）

参考文献

[1] Gallagher RM. Chronic pain：a public health problem? Clin J Pain 1998；14(4)：276 - 278.

[2] Gallagher RM. The pain decade and the public health. Pain Med 2000；1(4)：283 - 285.

[3] Cousins MJ，Lynch ME. The declaration Montreal：access to pain management is a fundamental human right. Pain 2011；152(12)：2673 - 2674.

[4] Burdensome global disability. The Economist 2015. Available at：http：//www.economist.com/news/science-and-technology/21654565-global-disability.

[5] Global Burden of Disease Study 2013 Collaborators. Global，regional，and national incidence，prevalence，and years lived with disability for 301 acute and chronic diseases and injuries in 188 countries，1990 - 2013：a systematic analysis for the Global Burden of Disease Study 2013. Lancet 2015；386(9995)：743 - 800.

[6] Cohen SP，Nguyen C，Papoor SG，et al. Back pain during war，an analysis of factors affecting outcome. Arch Intern Med 2009；169(20)：1916 - 1923.

[7] Gironda RJ，Clark ME，Massengale JP，et al. Pain among veterans of operations Enduring Freedom and Iraqi Freedom. Pain Med 2006；7(4)：339 - 343.

[8] Rozanov V，Carli V. Suicide among war veterans. Int J Environ Res Public Health 2012；9(7)：2504 - 2519.

[9] IOM report：relieving-pain-in-America. Available at：http：//www.iom.edu/Reports/2011/Relieving-Pain-in-America-A-Blueprint-for-Transforming-Prevention-Care-Education-Research.aspx. Accessed November 10，2015.

[10] Zedler B，Xie L，Wang L，et al. Risk factors for serious prescription opioid-related toxicity or overdose among Veterans Health Administration patients. Pain Med 2014；15：1911 - 1929.

[11] Birnbaum HG，White AG，Schiller M，et al. Societal costs of prescription opioid abuse，dependence，and misuse in the United States. PainMed2011；12(4)：657 - 667.

[12] Bohnert AS, Valenstein M, Bair MJ, et al. Association between opioid prescribing patterns and opioid overdose-related deaths. JAMA 2011; 305(13): 1315 - 1321.

[13] Veterans Pain Care Act of 2008. Available at: https: //www.govtrack.us/congress/bills/ 110/hr6122. Accessed November 10, 2015.

[14] Military Pain Care Act of 2008. Available at: https: //www.govtrack.us/congress/bills/110/ hr5465. Accessed November 10, 2015.

[15] 2010 Patient Protection and Affordable Care Act. Available at: http: //www.hhs. gov/ healthcare/about-the-law/read-the-law/index.html. Accessed November 10, 2015.

[16] Kerns RD, Otis J, Rosenberg R, et al. Veterans' reports of pain and associations with ratings of health, health-risk behaviors, affective distress and use of the healthcare system. JRRD 2003; 40(5): 371 - 380.

[17] Veterans Health Administration. Analysis of VA health care utilization among Operation Enduring Freedom (OEF), Operation Iraqi Freedom (OIF), and Operation New Dawn (OND) veterans. Washington, DC: Department of Veterans Affairs; 2013.

[18] Ficke JR, Pollak AN. Extremity war injuries: development of clinical treatment principles. J Am Acad Orthop Surg 2007; 15(10): 590 - 595.

[19] Eastridge BJ, Hardin M, Cantrell J, et al. Died of wounds on the battlefield: causation and implications for improving combat casualty care. J Trauma 2011; 71(1 Suppl): S4 - 8.

[20] Martin M, Oh J, Currier H, et al. An analysis of in-hospital deaths at a modern combat support hospital. J Trauma 2009; 66(4 Suppl): S51 - 61.

[21] Baer D, Dubick MA, Wenke JC, et al. Combat casualty care research at the US Army Institute of Surgical Research. J R Army Med Corps 2009; 155(4): 327 - 332.

[22] Bridges E, Biever K. Advancing critical care: joint combat casualty research team and joint theater trauma system. AACN Adv Crit Care 2010; 21(3): 260 - 276.

[23] Frisch HM, Andersen RC, Mazurek MT, et al. The Military Extremity Trauma Amputation/Limb Salvage (METALS) study outcomes of amputation versus limb salvage following major lower-extremity trauma. J Bone Joint Surg Am 2013; 95(2): 138 - 145.

[24] Taylor BC, Hagel EM, Carlson KF, et al. Prevalence and costs of co-occurring traumatic brain injury with and without psychiatric disturbance and pain among Afghanistan and Iraq War veteran VA users. Med Care 2012; 50(4): 342 - 346.

[25] Lew HL, Otis JD, Tun C, et al. Prevalence of chronic pain, posttraumatic stress disorder, and persistent post-concussive symptoms in OIF/OEF Veterans: polytrauma clinical triad. J Rehab Res Dev 2009; 46(6): 697.

[26] Centers for Disease Control and Prevention (CDC). Vital signs: overdoses of prescription opioid pain relievers — United States, 1999 - 2008. MMWR Morb Mortal Wkly Rep 2011; 60(43): 1487 - 1492.

[27] Baliki NM, Petre B, Torbey S, et al. Corticostriatal functional connectivity predicts transition to chronic back pain. Nat Neurosci 2012; 15: 1117 - 1119.

[28] Ossipov MH, Morimura K, Porreca F. Descending pain modulation and chronification of pain. Curr Opin Support Palliat Care 2014; 8(2): 143 - 151.

[29] Baliki MN, Huang L, Torbey S, et al. Brain white matter structural properties predict transition to chronic pain. Pain 2013; 154(10): 2160 - 2168.

[30] Hashmi JA, Baliki MN, Huang L, et al. Shape shifting pain: chronification of back pain shifts brain representation from nociceptive to emotional circuits. Brain 2013; 136(Pt 9): 2751 - 2768.

[31] Gallagher RM. Management strategies for chronic pain. In: Krames ES, Peckham PH, Rezai AR, editors. Neuromodulation. New York: Academic Press; 2009. p.313 - 332.

[32] Akarian AV, Centeno MV, Kan L, et al. Role of adult hippocampal neurogenesis in persistent pain. Pain 2016; 157: 418 – 428.

[33] Lieberman MD, Eisenberger NI. Pains and pleasures of social life. Science 2009; 323: 890 – 891.

[34] Gallagher RM. Rational integration of pharmacologic, behavioral, and rehabilitation strategies in the treatment of chronic pain. Am J Phys Med Rehabil 2005; 84: S64 – 76.

[35] Stojadinovic A, Auton A, Peoples GE, et al. Responding to challenges in modern combat casualty care: innovative use of advanced regional anesthesia. Pain Med 2006; 7(4): 330 – 338.

[36] Polomano RC, Buckenmaier CC, Kwon KH. Effects of low-dose IV ketamine on peripheral and central pain from major limb injuries sustained in combat. Pain Med 2013; 14(7): 1088 – 1100.

[37] Castillo RC, MacKenzie EJ, Wegener ST, et al. Prevalence of chronic pain seven years following limb threatening lower extremity trauma. Pain 2006; 124(3): 321 – 329.

[38] Buckenmaier CC III, Rupprecht C, McKnight G. Pain following battlefield injury and evacuation: a survey of 110 casualties from the wars in Iraq and Afghanistan. Pain Med 2009; 10(8): 1487 – 1496.

[39] Gallagher RM. Integrating medical and behavioral treatment in chronic pain management. Med Clin North Am 1999; 83(5): 823 – 849.

[40] Lippe PM, Brock C, David J, et al. The first national pain medicine summit — final summary report. Pain Med 2010; 11: 1447 – 1468.

[41] Edlund MJ, Austen MA, Sullivan MD, et al. Patterns of opioid use for chronic noncancer pain in the Veterans Health Administration from 2009 to 2011. Pain 2014; 155: 2337 – 2343.

[42] Dobscha SK, Corson K, Perrin NA, et al. Collaborative care for chronic pain in primary care: a cluster-randomized trial. JAMA 2009; 301(12): 1242 – 1252.

[43] Westanmo A, Marshall P, Jones E, et al. Opioid dose reduction in a VA health care system-implementation of a primary care population-level initiative. Pain Med 2015; 16: 1019 – 1026.

[44] Frank JW, Carey EP, Fagan KM, et al. Evaluation of a telementoring intervention for pain management in the Veterans Health Administration. Pain Med 2015; 16(6): 1090 – 1100.

[45] Gallagher RM. The pain medicine and primary care community rehabilitation model: monitored care for pain disorders in multiple settings. Clin J Pain 1999; 15(1): 1 – 3.

[46] Gallagher RM. Pain medicine and primary care: a community solution to pain as a public health problem. Med Clin North Am 1999; 83(5): 555 – 585.

[47] Gallagher RM, Myers P. Referral delay in back pain patients on worker's compensation: costs and policy implications. Psychosomatics 1996; 37(3): 270 – 284.

[48] Weiner DK, Fang M, Gentili A, et al. Deconstructing chronic low back pain in the older adult — step by step evidence and expert-based recommendations for evaluation and treatment: Part I: hip osteoarthritis. Pain Med 2015; 16(5): 886 – 897.

[49] Lisi AJ, Breuer P, Gallagher RM, et al. Deconstructing chronic low back pain in the older adult-step by step evidence and expert-based recommendations for evaluation and treatment: part II: myofascial pain. Pain Med 2015; 16(7): 1282 – 1289.

[50] Fatemi G, Fang MA, Breuer P, et al. Deconstructing chronic low back pain in the older adult — step by step evidence and expert-based recommendations for evaluation and treatment: part III: fibromyalgia syndrome. Pain Med 2015; 16(9): 1709 – 1719.

[51] Carley JA, Karp JF, Gentili A, et al. Deconstructing chronic low back pain in the older adult: step by step evidence and expert-based recommendations for evaluation and

treatment: part IV: depression. Pain Med 2015; 16(11): 2098 - 2108.

[52] DiNapoli EA, Craine M, Dougherty P, et al. Deconstructing chronic low back pain in the older adult — step by step evidence and expert-based recommendations for evaluation and treatment: part V: maladaptive coping. Pain Med 2016; 17(1): 64 - 73.

[53] VHA DIRECTIVE 2009 - 053, Pain management. Available at: http: //www1.va.gov/ vhapublications/ViewPublication.asp? pub_ID52781. Accessed November 10, 2015.

[54] Army Task Force Report, 2010. Available at: http: //www.regenesisbio.com/pdfs/journal/ pain_management_task_force_report.pdf. Accessed November 10, 2015.

[55] Defense and Veterans Center for Integrative Pain Management. Available at: http: //www. dvcipm.org/. Accessed November 10, 2015.

[56] Rosenberger P, Philip EJ, Lee A, et al. The VHA's National Pain Management Strategy: implementing the stepped care model. Fed Pract 2011; 28(8): 39 - 42.

[57] Matthias MS, Miech EJ, Myers LJ, et al. An expanded view of self-management: patients' perceptions of education and support in an intervention for chronic musculoskeletal pain. Pain Med 2012; 13(8): 1018 - 1028.

[58] Wiedemer N, Harden P, Arndt R, et al. The opioid renewal clinic, a primary care, managed approach to opioid therapy in chronic pain patients at risk for substance abuse. Pain Med 2007; 8(7): 573 - 584.

[59] Bair M. Overcoming fears, frustrations, and competing demands: an effective integration of pain medicine and primary care to treat complex pain patients. Pain Med 2007; 8(7): 544 - 545.

[60] Tew J, Klaus J, Oslin DW. The Behavioral Health Laboratory: building a stronger foundation for the patient-centered medical home. Fam Syst Health 2010; 28(2): 130 - 145.

[61] Kerns RD, Sellinger J, Goodin BR. Psychological treatment of chronic pain. Annu Rev Clin Psychol 2011; 7: 411 - 434.

[62] VA/DoD Clinical Practice guidelines: management of opioid therapy for pain. Available at: http: //www.va.gov/PAINMANAGEMENT/docs/CPG_opioidtherapy_fulltext.pdf. Accessed November 10, 2015.

[63] Kroenke K, Bair MJ, Damush TM, et al. Optimized antidepressant therapy and pain self-management in primary care patients with depression and musculoskeletal pain: a randomized controlled trial. JAMA 2009; 301(20): 2099 - 2110.

[64] Bair MJ, Ang D, Wu J, et al. Evaluation of Stepped Care for Chronic Pain (ESCAPE) in veterans of the Iraq and Afghanistan conflicts. A randomized clinical trial. JAMA Intern Med 2015; 175: 682 - 689.

[65] Dubois M, Gallagher RM, Lippe P. Pain medicine position paper. Pain Med 2009; 10(6): 972 - 1000.

[66] Murphy L, Clark ME, Dubyak PJ, et al. Implementing step three: components and importance of tertiary pain care. Fed Pract 2012; 29: S44 - 48.

[67] Murphy JL, Clark ME, Banou E. Opioid cessation and multidimensional outcomes following interdisciplinary chronic pain treatment. J Pain 2013; 29: 1109 - 1117.

[68] Fishman SM, Young HM, Arwood EL. Core competencies for pain management: results of an interprofessional consensus summit. Pain Med 2013; 14: 971 - 981.

[69] Tick H, Chauvin SW, Brown M, et al. Core competencies in integrative pain care for entry-level primary care physicians. Pain Med 2015; 16(11): 2090 - 2097.

[70] Ahles TA, Wasson JH, Seville JL, et al. A controlled trial of methods for managing pain in primary care patients with or without co-occurring psychosocial problems. Ann Fam Med 2006; 4(4): 341 - 350.

[71] Pain Mini-residency. Available at: http://www.va.gov/PAINMANAGEMENT/ForProviders. asp. Accessed November 15, 2015.

[72] Niemzow R. Battlefield acupuncture. Available at: http://www.isla-laser.org/wp-content/ uploads/Niemtzow-Battlefield-Acupuncture.pdf. Accessed November 10, 2015.

[73] Tiered Acupuncture Training Across Clinical Settings (ATACS): Battlefield acupuncture in DoD and VA. Available at: http://www.dvcipm.org/clinicalresources/battle-field-acupuncture. Accessed November 10, 2015.

[74] VA-DoD Joint Pain Education and Training Project (JPEP). Available at: http://www. dvcipm. org/clinical-resources/joint-pain-education-project-jpep Accessed November 10, 2015.

[75] Arora S, Kalishman S, Dion D, et al. Partnering urban academic medical centers and rural primary care clinicians to provide complex chronic disease care. Health Aff (Millwood) 2011; 30(6): 1176-1184.

[76] Opioid Safety Initiative (OSI). Available at: http://www.va.gov/PAINMANAGEMENT/ Opioid_Safety_Initiative_OSI.asp. Accessed November 10, 2015.

[77] Opioid Safety Initiative Toolkit. Available at: http://www.va.gov/PAINMANAGEMENT/ Opioid_Safety_Initiative_Toolkit.asp. Accessed November 10, 2015.

[78] Taking Opioids Responsibly. Available at: http://www.ethics.va.gov/docs/policy/Taking_ Opioids_Responsibly_2013528.pdf. Accessed November 10, 2015.

[79] Opioid therapy risk report. Available at: http://www.blogs.va.gov/VAntage/17721/va-accelerates-deployment-nationwide-opioid-therapy-tool/. Accessed November 10, 2015.

[80] Academic Detailing. Available at: http://www.va.gov/PAINMANAGEMENT/docs/OSI_ 1_Toolkit_Pain_Educational_Guide.pdf. Accessed November 10, 2015.

[81] Roberts GE, Adams R. Impact of introducing anticoagulation-related prescribing guidelines in a hospital setting using academic detailing. Ther Clin Risk Manag 2006; 2(3): 309-316.

[82] Gallagher RM. Educating providers in opioid analgesia and risk management: what works. Keynote Address, REMS Panel, FDA, July 19, 2010. Available at: http://www.thci.org/ Opioid/jun10docs/Gallagher.pdf. Accessed November 10, 2015.

[83] Trafton J, Martine S, Michel M, et al. Evaluation of the acceptability and usability of a decision support system to encourage safe and effective use of opioid therapy for chronic, noncancer pain by primary care providers. Pain Med 2010; 11(4): 575-585.

[84] Olivia E. Opioid Overdose Education and Naloxone Distribution (OEND): preventing and responding to an opioid overdose. Spotlight on pain management. 9/2/14. Available at: http:// www.hsrd. research. va. gov/for _ researchers/cyberseminars/archives/video _ archive. cfm? SessionID5868. Accessed November 10, 2015.

[85] Eaton LH, Gordon DB, Doorenba AZ. The effect of a pain resource nurse training program on pain management knowledge. 2014 Western Institute of Nursing Annual Communicating Nursing Research Conference. Available at: http://www. researchgate. net/publication/ 268145156. Accessed November 18, 2015.

[86] Kerns R, Dobscha S. Pain among veterans returning from deployment in Iraq and Afghanistan: update on the Veterans Health Administration Pain Research Program. Pain Med 2009; 10(7): 1161-1164.

[87] Kerns R, Heapy A. Advances in pain management for veterans: current status of research and future directions. In: Kerns R, Heapy A, editors. Transforming pain care in the Veterans Health Administration: bridges from theory and research to practice and policy. Special issue, JRRD 2015, in press. Available at: http://www.rehab.research.va.gov/jour/ 2014/512/pdf/callforpapers512.pdf. Accessed November 17, 2015.

[88] Gallagher RM. The pain research working group and pain care in the VHA. In: Kerns R, Heapy A, editors. Transforming pain care in the Veterans Health Administration: bridges from theory and research to practice and policy. Special issue, JRRD 2015, in press. Available at: http://www.rehab.research.va.gov/jour/2014/512/pdf/callforpapers512.pdf. Accessed November 17, 2015.

[89] Sturgeon JA, Darnall BD, Kao MC, et al. Physical and psychological correlates of fatigue and physical function: a Collaborative Health Outcomes Information Registry (CHOIR) study. J Pain 2015; 16(3): 291-298.

[90] Pain Assessment Screening Tool and Outcomes Registry (PASTOR). Defense and Veterans Center for Integrated Pain Management. Available at: http://www.dvcipm.org/clinical-resources/pain-assessment-screening-tool-and-outcomesregistry-pastor. Accessed November 10, 2015.

[91] The Interagency Pain Research Coordinating Committee. The National Pain Strategy: a comprehensive population health level strategy for pain. Available at: http://iprcc.nih.gov/National_Pain_Strategy/NPS_Main.htm. Accessed November 17, 2015.

8. 慢性疼痛患者睡眠障碍的评估及其治疗

马丁·D. 谢特尔[a,b,*]　　西米·福斯特[c]　　亚伦·平克特[a]
马修·拉斯尼斯基[d]　　大卫·瞿[e]　　劳拉·迪因格拉[f]

关键词

慢性疼痛·失眠·认知行为疗法·睡眠呼吸紊乱·药物治疗

关键点

- 慢性疼痛(CP)患者多伴有睡眠障碍。
- 睡眠与疼痛相辅相成,疼痛可扰乱睡眠,而睡眠障碍又加剧疼痛。
- 睡眠呼吸紊乱,包括中枢性与阻塞性睡眠呼吸暂停,可加重阿片类药物及其他中枢镇静药相关的严重损害风险。
- 认知行为疗法(CBT)具有缓解疼痛和改善睡眠质量的潜力。
- 很多药物均可改善 CP 患者的睡眠障碍。

简介

慢性疼痛患者多伴有各类身心疾患,如情感障碍、焦虑症,以及继发性活动少、体重增加与睡眠障碍等医疗问题。失眠一般指因入睡困难或难于维持睡眠,抑或两者兼有,而导致晨起感觉精力不充沛、睡眠不足的状况。慢性失眠(每周至少 3 次并持续 3 个月以上)一般都会造成日间困倦感及思维迟慢等。

声明:本文作者不涉及任何利益冲突。

a PA 19104,美国费城市场街 3535 号 4 楼宾夕法尼亚大学 Perelman 医学院精神病学系成瘾研究中心

b PA 19610,美国怀奥米辛范苇路 560 号 204 房行为医学中心精神病学系

c MA 02115,美国波士顿 CLS12 - 260 柯比神经生物学中心

d NJ 0854,美国劳雷尔山 Midatlantic Drive 1500 号 102 房 RA 疼痛服务部

e PA 18914,美国查尔方特 Horizon Circle 700 号 206 房 Highpoint 疼痛与康复服务部

f NY 10006,美国纽约百老汇 39 号 3 楼 MJHS 姑息疗法创新研究所

* 通讯作者: PA 19104,美国费城市场街 3535 号 4 楼宾夕法尼亚大学 Perelman 医学院成瘾研究中心 E-mail: cheatle@mail.med.upenn.edu

据报道,慢性疼痛患者睡眠障碍的发生率介于 50%～80%[1-5]。Tang 及其同事[1]评估了 70 例慢性背痛患者的睡眠障碍、疼痛以及各种心理指标,后者包括健康状态焦虑与抑郁评分,并与 70 例性别与年龄均匹配但无背痛患者组成的对照组进行了比较,结果显示,53% 的慢性疼痛患者均满足临床失眠诊断标准,而对照组仅 3%。此外,作者还发现失眠的严重程度与以下因素呈正相关:疼痛强度、疼痛分层评分中的感觉/情感得分值、一般性焦虑/抑郁量表得分和健康状态焦虑量表得分,其中,疼痛分层评分中的情感分值及健康状态焦虑量表分值是失眠严重程度的最佳预测因子,提示情感忧郁状态与睡眠障碍关系密切。麦克肯拉(McCracken)及其同事[2]也报道,在疼痛管理中心接受睡眠障碍评估的 159 例患者中,据其自诉症状,79% 的患者满足严重失眠标准。

当前有令人信服的证据支持下述假设成立:疼痛与睡眠在本质上是相辅相成的[6,7]。挪威学者西韦特森(Sivertsen)等[7]借助冷加压试验,评估了 10 412 例成年患者疼痛敏感性的变化,并借此探讨慢性疼痛和睡眠的关系,结果表明,患者失眠的频率及程度、入睡难度、睡眠效率的高低均与疼痛敏感性变化呈正相关;同时发现主诉慢性疼痛与失眠共存的患者,其疼痛的耐受性也同步降低。自诉睡眠障碍的慢性疼痛患者,临床观察证实其疼痛感、倦怠感、情绪低落及抑郁程度均更明显,而压力感和无助感更强烈[8,9]。实验研究表明,睡眠剥夺或错乱可通过上调促炎因子的释放,来强化痛体验[10]并降低疼痛的耐受力[11]。有学者推测疼痛、睡眠及抑郁共享同一神经生物学机制[12]。

尽管越来越多的证据表明,疼痛和睡眠的关系是相辅相成的,而且睡眠剥夺对情绪、疼痛的敏感性与无助感均有消极影响,但在纷杂的临床环境中,慢性疼痛患者的睡眠障碍往往被忽视。有鉴于此,本章概述了睡眠障碍的评估方法及利于改善慢性疼痛患者睡眠质量的非药物与药物疗法的基本理念,以供临床医师参考,不具体阐述诸如睡眠呼吸紊乱(分中枢性与阻塞性睡眠呼吸暂停)等问题。但要指出的是,对拟用或正接受阿片类药治疗的患者来说,仔细评估并监测中枢性与阻塞性睡眠呼吸暂停至关重要,因为这类患者睡眠呼吸紊乱高发。具体可参阅契特勒(Cheatle)和韦伯斯特(Webster)[13]近期发表的专论。

睡眠障碍的评估

多导睡眠图(PSG)和睡眠障碍自评量表是研究失眠症的标准方法,近期体动记录仪也被视为可用于睡眠研究中评价睡眠质量的一种客观工具。除此之外,市面上尚有不少用于临床评估与监测睡眠时间的体动-睡眠监测仪,但自评问卷量表最为常用,因为:

1. 经济。

2. 是临床医师评价疗效的主要工具。

3. 在缺乏生物标志物情形下,是公认的研究与界定失眠的标准方法[14]。

睡眠障碍自评量表的选择取决于临床医师目的,目的有多种,从筛查、诊断到监测已确诊的睡眠障碍,再到评价疗效等。有不少量表可评估睡眠的多个构体,如睡眠质量、入睡情况、睡后评价及总体状况等构体,其中,最常用的是睡眠质量和睡后评价两类量表。表8-1列出了几种量表的概况[15-20]。有关睡眠量表详见莫尔(Moul)及其同事的综述[14]。

表 8-1　睡眠障碍的自评量表

适用范围	量　表	适用评价的时间跨度	量表的条目数	评　价
睡后评价	Wolff's 清晨型问卷量表[14]	当天	8	Y/N 格式问题,详细收集清晨精力恢复及床伴等情况
睡后评价	Kryger's 主观量表[15]	当天	9	混合格式问题,详细收集入眠及其潜伏期等
睡后评价	清晨型睡眠问卷量表[16]	当天	4	混合格式问题,评估睡后精力恢复及其他
睡眠质量	匹兹堡睡眠质量指数[17]	过去1个月内	24	混合格式与居家问题,按流程评估睡眠障碍
睡眠质量	睡眠问卷量表[18]	尚未明确	59	采用李克特式量表问题,从睡眠深度评估至梦境回忆
睡眠质量	睡眠障碍量表[19]	尚未明确	12	采用李克特式量表问题,评估心理焦虑及身体压力

资料引自参文[14-19]。

量表的应用,有赖于综合权衡睡眠障碍的性质、严重程度以及临床医师的具体评估目的,依据完成所需时间、患者承受力及医务人员资源等具体临床情形。选择合适的量表十分重要(表8-1)。

非药物性干预措施

疼痛和睡眠的认知行为疗法

疼痛和失眠一般都采用药物疗法,但存在不良反应、依赖性及疗效不佳等问题,非药物性干预措施则可明显缓解这些不利影响,但临床医师很少选用。实际基于循证的疼痛 CBT(CBT-P)和失眠 CBT(CBT-I)已很成熟,疗效与成本/获益比肯定,且可改善各类疼痛性疾患患者转归及其治疗反应性,只是在如何有效应用 CBT 技术方面,多数临床医师缺乏培训,而鲜有采用。

疼痛的认知行为疗法

对慢性疼痛有效的心理与行为处理策略很多,如 CBT、接纳与承诺疗法、正念减压疗法、渐进式肌肉放松训练法、动机性访谈和目标设定行为激活疗法等[21-23]。CBT 可整合在任一具体疗法之中。一般来说,实施 CBT 应先识别出非适应性或不良思维及其行为,它们可恶化患者对慢性疼痛与失能状态的自我调控能力;而后,对此消极的思维模式进行评估与改良;最终以理性的认知替代并重塑给患者带来痛苦、沮丧、无助感的不良思维。CBT 有助于患者制订并实施旨在应对因疼痛、残疾所致消极影响的具体策略,如渐进式肌肉放松训练法、活动节奏、注意力分散和正向归因等策略。

在减轻各类疼痛性疾患所致的忧郁状态上,CBT－P 有显效[24-27],据此推测患者睡眠可因疼痛缓解而得于改善,但要验证此推论很难,原因是评估 CBT－P 对慢性疼痛患者疗效的相关研究鲜有涉及睡眠的。虽难于定论,少量纳入睡眠指标的研究也已表明,患者接受 CBT－P 后睡眠略有改善[28,29],因此有理由认为,若针对睡眠障碍采用专门的干预措施,伴失眠的慢性疼痛患者睡眠很可能得于显著改善。

失眠的认知行为疗法

从慢性原发性失眠资料看,CBT－I 的疗效在很多方面都相似于甚至优于药物疗法。西韦特森(Sivertsen)及其同事[30]对比了 CBT－I 与艾司佐匹克隆标准治疗的效果,发现 CBT－I 治疗组患者有利于精力恢复的慢波睡眠相时间延长、睡眠效率(入眠时间与在床上时间之比)改善。

一个典型的 CBT－I 疗程包括:

- 睡眠与失眠的心理认知教育
- 刺激控制
- 睡眠限制
- 睡眠卫生教育
- 放松训练
- 认知疗法

刺激控制系指通过教育方式,强化患者思维中床与快速入眠之间的关联性。教育内容包括:除了做爱与睡觉勿待在床上、唯有困时才上床、15～20 分钟内没入眠立即起床、日间不打盹、保持规律的睡眠/清醒时间等。睡眠限制系指将患者待在床上的时间限制在实际入眠时间。举个例子,若患者在床上待了 8 个小时,但只睡了 4 个小时,那就要求他在床上只待 4 个小时,这开始会导致轻度睡眠剥夺,但可增大睡眠动力并使睡眠变得稳实、深沉、高效,睡眠效率随时间的推移而提高,此时患者可慢慢增加卧床时间。睡眠卫生教育有助于提升患者对干扰睡眠的行为及环境因素的认知程度,如意识到咖啡因、酒精、剧烈运动、强光和睡前使用电子设备均不利于睡眠,而静谧卧室环境则有助眠作用。放松训练系指通过催眠、静思与想象等方式,缓解睡前焦虑和身体压力。认知疗法有助于增强患者睡觉信心与态度。如此一来,患者学会识别出非适应性或不良思维,代之以适应性思维,从而有助于缓解睡眠焦虑或失眠恐惧。

很多研究均证实 CBT‑I 可改善慢性疼痛患者睡眠。在一项共纳入 28 例背部及颈源性慢性疼痛患者的研究中,荣奎斯特(Jungquist)等[31]报道在中重度疼痛持续存在情况下,采用 CBT‑I 可明显延长患者总睡眠时间,疗效达半年之久。

疼痛与睡眠的联合认知行为疗法

鉴于单独应用 CBT‑I 或 CBT‑P 的疗效,人们对联合应用一直保持浓厚兴趣。唐(Tang)与同事[32]首次报道了 CBT‑I 联合 CBT‑P 对 20 例慢性疼痛患者的干预效果,结果显示联合应用可明显改善睡眠;疼痛强度虽无明显变化,但联合组受疼痛的干扰、倦怠感、抑郁程度明显低于对照组;1 个月及 6 个月后随访发现整体变化相当明显而持久,上述结果提示 CBT 是适用于慢性疼痛患者失眠治疗的一种重要干预措施。

药物治疗

对于多数慢性疼痛患者来说,疼痛控制不满意很可能引起睡眠与情绪障碍,对此,也就不难理解临床医师起初往往仅专注于疼痛的处理了。问题是,疼痛和睡眠是相辅相成的关系,意味着同时处理睡眠障碍也十分重要,而改善睡眠的药物也可缓解疼痛强度。鉴于伴有慢性疼痛与睡眠障碍患者的复杂表现,临床医师一般依据疼痛的病理生理改变及并发症来权衡治疗失眠的药物,本节概述了常用药物,并着重讨论了其对伴有慢性疼痛与睡眠障碍患者的作用。表 8‑2 列出了治疗失眠的常用药、剂量及不良反应。

表 8‑2　治疗失眠常用药、剂量及不良反应

药　物	剂量(mg)	不　良　反　应	评　　价
阿米替林	10～100	体位性低血压,日间镇静,抗胆碱能作用,心脏传导异常,性功能障碍,体重增加	适用于神经痛、紧张性头痛与肌纤维痛患者
多塞平	3～6(专利药) 10～100(普通药)	催眠剂量有轻微抗胆碱能作用	FDA 批准用于失眠治疗
米氮平	7.5～30	增加食欲,体重增加,抗胆碱能作用	尤其适用于胃口不佳、情绪与睡眠障碍患者

（续表）

药　物	剂量(mg)	不　良　反　应	评　　价
曲唑酮	25～100	头晕,抗胆碱能作用,日间镇静,阴茎异常勃起,神经病性痛	可能有助于糖尿病性神经病变和肌纤维痛患者
替马西泮	15～50	镇静,倦怠,抑郁,头晕,共济失调,错乱	FDA 批准用于失眠治疗,长期应用资料缺
氯硝西泮	0.5～3	镇静,倦怠,抑郁,头晕,共济失调,错乱	适用于不宁腿综合征、焦虑、肌痉挛患者;对神经痛患者可能有益;长期用于失眠资料缺
唑吡坦	5～10(普通) 6.25～12.5(缓释)	睡眠异常相关行为	最常用的催眠处方药
扎来普隆	5～20		BzRA 最短效药;适用于夜间觉醒患者
艾司佐匹克隆	1～3	口感不佳,镇静,头晕	耐受性良好;强化抗抑郁及抗焦虑药作用
褪黑素	0.5～3		耐受性良好;尚未获 FDA 批准的非处方药;适用于倒班/晚睡人员
雷美尔通	8		FDA 批准;除镇静外几乎无不良反应,主要作用在睡眠潜伏期
喹硫平	25～50	口干,体重增加,代谢综合征,直立性低血压罕见,肌力障碍	适用于焦虑症患者
加巴喷丁	100～900	头晕,共济失调,倦怠,体重增加,下肢水肿	适用于伴睡眠障碍的神经痛与肌纤维痛患者
苯海拉明	25～50	抗胆碱能作用	老年人慎用;长期应用及镇痛作用资料缺

阿片类镇痛药

不少研究表明阿片类药可改善睡眠质量。如有个研究以客观的 PSG 评价了吗啡缓释片对骨关节炎性痛患者睡眠的影响,结果显示可提高包括睡眠效率在内的睡眠质量[36]。不过,也有些研究发现阿片类药可通过同时抑制快动眼睡眠与非快动眼睡眠相而加重疼痛[37,38]。长期使用阿片类镇痛药,有确切证据表明可致睡眠呼吸紊乱、相关性痛觉过敏、耐药和依赖性等不良反应。为此,虽然阿片类药用于仔细筛选病例的镇痛作用肯定,但禁忌用于失眠治疗。

苯二氮䓬受体激动剂

苯二氮䓬受体激动剂（BzRAs）包括苯二氮䓬类（如替马西泮、三唑仑）和新型的非苯二氮䓬类（如唑吡坦、艾司佐匹克隆）两类。BzRAs 作用于氨基丁酸（GABA）A 型受体后，产生镇静/催眠、遗忘、抗焦虑、肌松及抗惊厥作用[40,41]。很多短期临床观察均表明 BzRAs 可改善睡眠质量：缩短睡眠潜伏期、减少入眠后觉醒、并延长睡眠总时长[40]。多数苯二氮䓬类药（除三唑仑外）半衰期均较长或中等，这利于患者入眠与睡眠状态的维持。

美国食品和药品管理局（FDA）批准用于治疗失眠的苯二氮䓬类药物包括：替马西泮、三唑仑、艾司唑仑、夸西泮和氟西泮[42]。常用的劳拉西泮、阿普唑仑及氯硝西泮为抗焦虑药，助眠属超说明书范围使用。短期使用苯二氮䓬类药可明显缓解慢性疼痛患者肌紧张、焦虑、神经病性痛及失眠[43,44]，但长期使用，早年报道使用时间超过 1 年患者睡眠状况并无明显改观[45]。

苯二氮䓬类药短期疗效虽确切，但有关它的长期疗效资料匮乏，且观察到了不少不良反应：治疗剂量内即可使老年患者出现共济失调及精神运动障碍，这无疑会增加老年人跌倒与髋部骨折风险[46]；所有 BzRAs 都有认知障碍、注意力分散和特征性的顺行遗忘等不良反应，长期使用尚可加重抑郁症状，并伴认知、精神运动能力下降；此外，突然停药可致反跳性失眠及病情加重；耐药性和依赖性也是个问题，特别是对于使用镇静剂或酗酒患者。

需注意的是，很多苯二氮䓬类药的代谢产物均具活性，可产生协同效应而致镇静延迟，显然一次不宜使用 1 种以上药物（如不宜以替马西泮助眠同时又使用氯硝西泮缓解肌紧张）。再者，苯二氮䓬类与阿片类药复合使用会增大不良反应风险，尤其是对于伴有睡眠呼吸紊乱患者。而对于抑郁症患者也应避免联合使用，特别是有自杀倾向者。

非苯二氮䓬类的苯二氮䓬受体激动剂

唑吡坦、扎来普隆和艾司佐匹克隆等非苯二氮䓬类的 BzRAs（NBzRAs），是获 FDA 批准用于治疗失眠的新型催眠药，这类药因半衰期短及特有的受体结合方式，一般均具有缩短入睡潜伏期作用，而且白天很少有残留作用。远期疗效研究结果支持 NBzRAs 长期使用[48,50]。

唑吡坦是目前使用范围最广的催眠处方药。有项双盲、安慰剂对照研究表明，唑吡坦长期使用不同于苯二氮䓬类苯药，夜间使用 8 个月后依然有效，且未见耐药现象或反跳效应[50]。

艾司佐匹克隆是通过 FDA 批准用于失眠且未附带如何短期使用限制的药物。研究表明，艾司佐匹克隆与唑吡坦一样，使用 6～12 个月后仍然有效[51]；而且，对于合并抑郁症或焦虑症的失眠患者，艾司佐匹克隆尚可强化抗抑郁药及抗焦虑药作用[49]。

唑吡坦和艾司佐匹克隆均可改善睡眠，提高肌纤维痛及类风湿关节炎性痛患者生活质量[44,52,53]。在安全性方面，唑吡坦、扎来普隆与三唑仑相似，有睡吃症、梦游及梦中驾驶等与睡眠相关的行为[40]。FDA 依据唑吡坦血药浓度对认知功能影响的近期资料，已调低了女性患者日推荐用量[40]。与典型的苯二氮䓬类药相左的是，唑吡坦、扎来普隆及艾司佐匹克隆未观察到耐药现象或停药反跳效应。有关 NBzRAs 睡眠呼吸紊乱的潜在风险[54]，资料少且相互矛盾，但有证据表明有致死可能，一般见于与其他中枢神经系统抑制剂联合应用时，如阿片类药[55]，对于正服用阿片类药的慢性疼痛患者，临床医师应警惕 NBzRAs 潜在的额外风险，宜从降低风险角度考虑交替使用催眠药。

抗抑郁药

镇静性抗抑郁药如三环类（TCAs）、米氮平及曲唑酮等，因有助于缓解以下3 个征状而对伴失眠的慢性疼痛患者有一定疗效：

1. 失眠
2. 加重痛感的抑郁症状
3. 疼痛本身[33]

TCAs（阿米替林、去甲替林、地昔帕明、氯丙咪嗪、丙咪嗪、曲米帕明、多塞平）的镇痛作用与抗抑郁作用，系通过拟 5-羟色胺能、去甲肾上腺素能、多巴胺能性神经和阻滞钠通道实现的，而其镇静作用则是系通过抗胆碱能与抗组胺能神经作用获得的。在治疗剂量内各种 TCAs 对神经病性痛的疗效相当，但催眠作用却不尽一致[56,57]，如地昔帕明与丙咪嗪镇静作用差，甚至可干扰睡眠[58,59]；而阿米替林、去甲替林、丙咪嗪、多塞平则可缩短入睡潜伏期，提高睡眠效率，增加总睡眠时间[56,60]。

在改善慢性疼痛患者睡眠方面，最肯定的 TCA 是阿米替林，尤其对于紧张性头痛、肌纤维痛及神经痛患者[61-63]，但其抗胆碱能的不良反应很难耐受。阿米替林的代谢产物去甲替林，日间嗜睡等不良反应少见，但镇静较弱[64]。

多塞平是唯一获 FDA 批准可用于治疗失眠的 TCA，催眠剂量 1~6 mg，而抗抑郁剂量 150~300 mg。小剂量多塞平的镇静催眠作用是选择性作用于组胺1 型受体介导的，故无典型的抗胆碱能作用。有关安全性及疗效方面的研究表明，多塞平可减少入眠后觉醒次数、提高睡眠效率、增加总睡眠时间，且次日无残留镇静或抗胆碱能作用[65]。小剂量多塞平虽有可能缓解疼痛综合征，但其止痛作用或抗抑郁作用尚待深入探讨[41]。

TCAs 的不良反应系其抗 α 肾上腺素能和抗胆碱能作用引起的，包括体位性低血压、口干、眼涩、便秘及心脏传导延迟等。再者,TCAs 可延长 QT 间期,严重心律失常风险升高。体位性低血压等心血管相关事件风险,随年龄增大而增高。TCAs 血药浓度可因复合其他药物而升高,如选择性 5 -羟色胺再摄取抑制剂,而严重不良事件又随血药浓度升高而增多,为此应仔细权衡联合用药的利弊,必要时适当调整用量。对于抑郁症或有自杀倾向患者,临床医师须慎用 TCAs,这类药过量很容易致死(甚至低于 1 g)[66]。

曲唑酮是 5 -羟色胺 2 型受体、组胺受体与 α₁ 肾上腺素能受体拮抗剂,且对 5 -羟色胺再摄取有轻度抑制作用。曲唑酮与其他抗抑郁药相似,小剂量具有镇静催眠作用,大剂量则有抗抑郁作用。研究表明,曲唑酮可改善老年、抑郁症、焦虑症及创伤后应激障碍患者睡眠[67];缓解肌纤维痛与糖尿病性神经病变等患者疼痛程度,改善睡眠质量[68,69];尚有证据表明对慢性疼痛患者服用的普瑞巴林有辅助作用[67]。曲唑酮对入睡潜伏期及总睡眠时间的改善程度与唑吡坦相当,但有研究显示,其疗效仅限于头 2 周,2 周后就面临耐药问题[70]。不良反应包括次日嗜睡、反跳性失眠、直立性低血压、口干,阴茎勃起则异常罕见。

米氮平是一种具有镇静特性的抗抑郁药,因其对组胺 1 型受体及 5 -羟色胺 2 型受体具有拮抗作用。15～30 mg 即可改善睡眠潜伏期、总睡眠时间与睡眠效率,并减少夜间觉醒次数[56],而利于改善癌痛患者睡眠、食欲及情绪,减轻疼痛[71]。此外,尚有助于缓解复发性头痛及带状疱疹后遗神经痛[72-74]。

选择性 5 -羟色胺再摄取抑制剂和 5 -羟色胺/去甲肾上腺素再摄取抑制剂(SNRIs),虽对抑郁与疼痛有效,但可扰乱睡眠,使其碎片化[60]。度洛西汀是一种 SNRI,常用于缓解神经痛及并存的情绪障碍,但其可降低睡眠效率[33,61],仅于日间使用、避免夜间用药有助于减轻该不良反应。

抗精神病药

两种新型非典型性抗精神病药喹硫平与奥氮平,用于治疗失眠属超范围使用。患者自评结果与 PSG 均显示,两药可延长总睡眠时间与利于精力恢复的慢波睡眠相,并缩短睡眠潜伏期[64,75]。小剂量喹硫平主要通过抗组胺能性作用及微弱的拟 5 -羟色胺能作用,达到缓解焦虑与强化抗抑郁药作用[64]。此外,不少病例报告及超说明书外应用研究表明两药有镇痛作用,特别是对肌纤维痛和偏头痛有效。不良反应包括体重明显增加(奥氮平较喹硫平明显)[75,76];心脏传导异常(如 QT 间期延长),使用期间注意监测。此外,有低度的运动障碍风险,如静坐不能与迟发性运动障碍。如需要,建议在精神科医师会诊情况下使用。

抗惊厥药

加巴喷丁和普瑞巴林是 GABA 类似物,常用于治疗伴失眠的慢性疼痛患者[33]。多个神经病性痛与肌纤维痛患者的自评结果显示,两药对睡眠潜伏期、入眠后觉醒及睡眠深度均有积极作用[33,77,78];对抑郁症和焦虑症也有辅助作用[79]。近期有个研究表明,普瑞巴林在改善糖尿病性神经病变患者的睡眠上疗效优于阿米替林[61]。常见的不良反应包括头晕、次日镇静、胃肠道症状和周围水肿。

非处方药

褪黑素受体激动剂,包括天然配体褪黑素及非褪黑素药如雷美尔通。褪黑素可通过抑制下丘脑视交叉上核觉醒冲动的发放而诱导入眠。褪黑素是未获FDA批准的非处方药,雷美尔通则于 2005 年通过 FDA 批准用于治疗入睡困难性失眠,两者均可轻度缩短入睡潜伏期,尤其对于晚睡患者(睡眠与清醒时间延后)明显[80],如老年人及倒班人员。有证据表明褪黑素对肌纤维痛、肠激惹综合征和偏头痛患者有镇痛作用[81]。

其他非处方催眠药大多指第一代抗组胺药,如具有抗胆碱作用的苯海拉明和多西拉敏,前者最为常用,但患者很快就会出现耐药现象,迄今为止尚无对照研究表明苯海拉明治疗失眠疗效能维持 3 周以上。抗组胺药不良反应尚有次日镇静及认知功能损害,老年人慎用。

小结

慢性疼痛患者常伴有睡眠障碍,这无疑会加重情感抑郁、倦怠与疼痛感。有充分证据表明疼痛与睡眠是相辅相成的,疼痛可致睡眠障碍,而睡眠障碍又会加剧疼痛。在繁忙的疼痛治疗中,一般都不会对睡眠障碍进行全面系统评估、处理与监测。现已有多种基于循证的非药物和药物治疗方法,可明显改善睡眠障碍及并存的疼痛,有些尚可减少长期采用阿片类药治疗的特定患者用药量。对睡眠各个构体及其处理策略的评估,应整合在慢性疼痛患者的常规治疗中,并纳入到从业人员的疼痛教育和培训内容中。

(魏辉明　翻译　麻伟青　审校)

参考文献

[1]　Tang NK,Wright KJ,Salkovskis PM. Prevalence and correlates of clinical insomnia co-occurring with chronic back pain. J Sleep Res 2007;16(1):85－95.

[2]　McCracken LM,Williams JL,Tang NK. Psychological flexibility may reduce insomnia in persons with chronic pain:a preliminary retrospective study. Pain Med 2011;12(6):

904－912.

[3] Allen KD, Renner JB, DeVellis B, et al. Osteoarthritis and sleep: the Johnston County Osteoarthritis Project. J Rheumatol 2008; 35: 1102－1107.

[4] Artner J, Cakir B, Spiekermann JA, et al. Prevalence of sleep deprivation in patients with chronic neck and back pain: a retrospective evaluation of 1016 patients. J Pain Res 2013; 6: 1－6.

[5] Alsaadi SM, McAuley JH, Hush JM, et al. Prevalence of sleep disturbance in patients with low back pain. Eur Spine J 2011; 20(5): 737－743.

[6] Koffel E, Kroenke K, Bair MJ, et al. The bidirectional relationship between sleep complaints and pain: analysis of data from a randomized trial. Health Psychol 2016; 35(1): 41－49.

[7] Sivertsen B, Lallukka T, Petrie KJ, et al. Sleep and pain sensitivity in adults. Pain 2015; 156(8): 1433－1439.

[8] Haythornthwaite JA, Hegel MT, Kerns RD. Development of a sleep diary for chronic pain patients. J Pain Symptom Manage 1991; 6(2): 65－72.

[9] Chiu YH, Silman AJ, Macfarlane GJ, et al. Poor sleep and depression are independently associated with a reduced pain threshold. Results of a population based study. Pain 2005; 115(3): 316－321.

[10] Moldofsky H, Lue FA, Eisen J, et al. The relationship of interleukin－1 and immune functions to sleep in humans. Psychosom Med 1986; 48(5): 309－318.

[11] Onen SH, Alloui A, Gross A, et al. The effects of total sleep deprivation, selective sleep interruption and sleep recovery on pain tolerance thresholds in healthy subjects. J Sleep Res 2001; 10(1): 35－42.

[12] Boakye PA, Olechowski C, Rashiq S, et al. A critical review of neurobiological factors involved in the interactions between chronic pain, depression, and sleep disruption. Clin J Pain 2015. [Epub ahead of print].

[13] Cheatle MD, Webster LR. Opioid therapy and sleep disorders: risks and mitigation strategies. Pain Med 2015; 16(Suppl 1): S22－26.

[14] Moul DE, Hall M, Pilkonis PA, et al. Self-report measures of insomnia in adults: rationales, choices, and needs. Sleep Med Rev 2004; 8(3): 177－198.

[15] Wolff BB. Evaluation of hypnotics in outpatients with insomnia using a questionnaire and a self-rating technique. Clin Pharmacol Ther 1974; 15(2): 130－140.

[16] Kryger MH, Steljes D, Pouliot Z, et al. Subjective versus objective evaluation of hypnotic efficacy: experience with zolpidem. Sleep 1991; 14(5): 399－407.

[17] Mendelson WB, Maczaj M. Effects of triazolam on the perception of wakefulness in insomniacs. Ann Clin Psychiatry 1990; 2: 211－215.

[18] Buysse DJ, Reynolds CF 3rd, Monk TH, et al. The Pittsburgh Sleep Quality Index: a new instrument for psychiatric practice and research. Psychiatry Res 1989; 28(2): 193－213.

[19] Domino G, Blair G, Bridges A. Subjective assessment of sleep by Sleep Questionnaire. Percept Mot Skills 1984; 59(1): 163－170.

[20] Espie CA, Brooks DN, Lindsay WR. An evaluation of tailored psychological treatment of insomnia. J Behav Ther Exp Psychiatry 1989; 20(2): 143－153.

[21] McCracken LM, Turk TC. Behavioral and cognitive-behavioral treatment for chronic pain: outcome, predictors of outcome, and treatment process. Spine (Phila Pa 1976) 2002; 27(22): 2564.

[22] McCracken LM, Eccleston C, Vowles KE. Acceptance-based treatment for persons with complex, long standing chronic pain: a preliminary analysis of treatment outcome in

comparison to a waiting phase. Behav Res Ther 2005；43：1335－1346.

[23] Williams AC，Eccleston C，Morley S. Psychological therapies for the management of chronic pain (excluding headache) in adults. Cochrane Database Syst Rev 2012；(11)：CD007407.

[24] Keefe FJ，Caldwell DS. Cognitive behavioral control of arthritis pain. Med Clin North Am 1997；81：277－290.

[25] Glombiewski JA，Hartwich-Tersek J，Rief W. Two psychological interventions are effective in severely disabled，chronic back pain patients：a randomized controlled trial. Int J Behav Med 2010；17(2)：97－107.

[26] Turner JA，Manci L，Aaron LA. Short-and long-term efficacy of brief cognitive behavioral therapy for patients with chronic tempromandibular disorder pain：a randomized，controlled trial. Pain 2006；121(3)：181－194.

[27] Thieme K，Flor H，Turk D. Psychological pain treatment in fibromyalgia syndrome：efficacy of operant behavioral and cognitive behavioral treatments. Arthritis Res Ther 2006；8(4)：R121.

[28] Becker N，Sjøgren P，Bech P，et al. Treatment outcome of chronic non-malignant pain patients managed in a Danish multidisciplinary pain centre compared to general practice：a randomized controlled trial. Pain 2000；84(2－3)：203－211.

[29] Tang NK. Cognitive-behavioral therapy for sleep abnormalities of chronic pain patients. Curr Rheumatol Rep 2009；11(6)：451－460.

[30] Sivertsen B，Omvik S，Pallesen S，et al. Cognitive behavioral therapy vs zopiclone for treatment of chronic primary insomnia in older adults：a randomized controlled trial. JAMA 2006；295(24)：2851－2858.

[31] Jungquist CR，Tra Y，Smith MT，et al. The durability of cognitive behavioral therapy for insomnia in patients with chronic pain. Sleep Disord 2012；2012：679648.

[32] Tang NK，Goodchild CE，Salkovskis PM. Hybrid cognitive-behavior therapy for individuals with insomnia and chronic pain：a pilot randomized controlled trial. Behav Res Ther 2012；50(12)：814－821.

[33] Argoff C. The coexistence of neuropathic pain，sleep，and psychiatric disorders：a novel treatment approach. Clin J Pain 2007；23：15－22.

[34] Roehrs T，Roth T. Sleep and pain：interaction of two vital functions. Semin Neurol 2005；25(1)：106－116.

[35] Wilson KG，Eriksson MY，D'Eon JL，et al. Major depression and insomnia in chronic pain. Clin J Pain 2002；18：77－83.

[36] Rosenthal M，Moore P，Groves E，et al. Sleep improves when patients with chronic OA pain are managed with morning dosing of once a day extended-release morphine sulfate (AVINZA)：findings from a pilot study. J Opioid Manag 2007；3(3)：145－154.

[37] Shaw IR，Lavigne G，Mayer P，et al. Acute intravenous administration of morphine perturbs sleep architecture in healthy pain-free young adults：a preliminary study. Sleep 2005；28(6)：677－682.

[38] Rosenberg J. Sleep disturbances after non-cardiac surgery. Sleep Med Rev 2001；5(2)：129－137.

[39] Cheatle MD，Savage SR. Informed consent in opioid therapy：a potential obligation and opportunity. J Pain Symptom Manage 2012；44(1)：105－116.

[40] Buysse DJ. Insomnia. JAMA 2013；309：706－716.

[41] Roehrs T，Roth T. Insomnia pharmacotherapy. Neurotherapeutics 2012；9：728－738.

[42] NIH State-of-the-science conference statement on manifestations and management of chronic insomnia in adults. NIH Consens State Sci Statements 2005；22(2)：1－30.

[43] Bartusch SL, Sanders BJ, D'Alessio JG, et al. Clonazepam for the treatment of lancinating phantom limb pain. Clin J Pain 1996; 12: 59 - 62.

[44] Menefee LA, Cohen MJ, Anderson WR, et al. Sleep disturbance and nonmalignant chronic pain: a comprehensive review of the literature. Pain Med 2000; 1: 156 - 172.

[45] King S, Strain J. Benzodiazepine use by chronic pain patients. Clin J Pain 1990; 6(2): 143 - 147.

[46] Glass J, Lanctôt KL, Herrmann N, et al. Sedative hypnotics in older people with insomnia: meta-analysis of risks and benefits. BMJ 2005; 331: 1169.

[47] Roehrs T, Zorick FJ, Sicklesteel JM, et al. Effects of hypnotics on memory. J Clin Psychopharmacol 1983; 3: 310 - 313.

[48] Licata SC, Rowlett JK. Abuse and dependence liability of benzodiazepine-type drugs: GABA (A) receptor modulation and beyond. Pharmacol Biochem Behav 2008; 90(1): 74 - 89.

[49] Pollack M, Kinrys G, Krystal A, et al. Eszopiclone coadministered with escitalopram in patients with insomnia and comorbid generalized anxiety disorder. Arch Gen Psychiatry 2008; 65: 551 - 562.

[50] Randall S, Roehrs TA, Roth T. Efficacy of eight months of nightly zolpidem: a prospective placebo-controlled study. Sleep 2012; 35: 1551 - 1557.

[51] Roth T, Walsh JK, Krystal A, et al. An evaluation of the efficacy and safety of eszopiclone over 12 months in patients with chronic primary insomnia. Sleep Med 2005; 6: 487 - 495.

[52] Moldofsky H, Lue FA, Mously C, et al. The effect of zolpidem in patients with fibromyalgia: a dose ranging, double blind, placebo controlled, modified crossover study. J Rheumatol 1996; 23: 529 - 533.

[53] Roth T, Price JM, Amato DA, et al. The effect of eszopiclone in patients with insomnia and coexisting rheumatoid arthritis: a pilot study. Prim Care Companion J Clin Psychiatry 2009; 11: 292 - 301.

[54] Mason M, Cates CJ, Smith I. Effects of opioid, hypnotic and sedating medications on sleep-disordered breathing in adults with obstructive sleep apnoea. Cochrane Database Syst Rev 2015; (7): CD011090.

[55] Darke S, Deady M, Duflou J. Toxicology and characteristics of deaths involving zolpidem in New South Wales, Australia 2001 - 2010. J Forensic Sci 2012; 57(5): 1259 - 1262.

[56] Mayers AG, Baldwin DS. Antidepressants and their effect on sleep. Hum Psychopharmacol 2005; 20: 533 - 559.

[57] Moulin DE, Clark AJ, Gilron I, et al. Pharmacological management of chronic neuropathic pain-consensus statement and guidelines from the Canadian Pain Society. Pain Res Manag 2007; 12(1): 13 - 21.

[58] Shipley JE, Kupfer DJ, Griffin SJ, et al. Comparison of effects of desipramine and amitriptyline on EEG sleep of depressed patients. Psychopharmacology (Berl) 1985; 85: 14 - 22.

[59] Sonntag A, Rothe B, Guldner J, et al. Trimipramine and imipramine exert different effects on the sleep EEG and on nocturnal hormone secretion during treatment of major depression. Depression 1996; 4: 1 - 13.

[60] Gursky JT, Krahn LE. The effects of antidepressants on sleep: a review. Harv Rev Psychiatry 2000; 8: 298 - 306.

[61] Boyle J, Eriksson ME, Gribble L, et al. Randomized, placebo-controlled comparison of amitriptyline, duloxetine, and pregabalin in patients with chronic diabetic peripheral neuropathic pain: impact on pain, polysomnographic sleep, daytime functioning, and quality of life. Diabetes Care 2012; 35: 2451 - 2458.

[62] Häuser W, Petzke F, Üçeyler N, et al. Comparative efficacy and acceptability of amitriptyline, duloxetine and milnacipran in fibromyalgia syndrome: a systematic review with meta-analysis. Rheumatology (Oxford) 2011; 50: 532 – 543.

[63] McQuay HJ, Carroll D, Glynn CJ. Dose-response for analgesic effect of amitriptyline in chronic pain. Anaesthesia 1993; 48: 281 – 285.

[64] McCall C, McCall WV. What is the role of sedating antidepressants, antipsychotics, and anticonvulsants in the management of insomnia? Curr Psychiatry Rep 2012; 14(5): 494 – 502.

[65] Godfrey RG. A guide to the understanding and use of tricyclic antidepressants in the overall management of fibromyalgia and other chronic pain syndromes. Arch Intern Med 1996; 156: 1047 – 1052.

[66] Rosenbaum JF. Handbook of psychiatric drug therapy (Google eBook). Philadelphia: Lippincott Williams & Wilkins; 2009. p.304.

[67] Bossini L, Casolaro I, Koukouna D, et al. Off-label uses of trazodone: a review. Expert Opin Pharmacother 2012; 13(12): 1707 – 1717.

[68] Morillas-Arques P, Rodriguez-Lopez CM, Molina-Barea R, et al. Trazodone for the treatment of fibromyalgia: an open-label, 12-week study. BMC Musculoskelet Disord 2010; 11: 204.

[69] Wilson RC. The use of low-dose trazodone in the treatment of painful diabetic neuropathy. J Am Podiatr Med Assoc 1999; 89: 468 – 471.

[70] Walsh JK, Erman M, Erwin CW, et al. Subjective hypnotic efficacy of trazodone and zolpidem in DSMIII-R primary insomnia. Hum Psychopharmacol 1998; 13: 191 – 198.

[71] Kim S-W, Shin I-S, Kim J-M, et al. Effectiveness of mirtazapine for nausea and insomnia in cancer patients with depression. Psychiatry Clin Neurosci 2008; 62: 75 – 83.

[72] Bendtsen L, Jensen R. Mirtazapine is effective in the prophylactic treatment of chronic tension-type headache. Neurology 2004; 62: 1706 – 1711.

[73] Christodoulou C, Douzenis A, Moussas G, et al. Effectiveness of mirtazapine in the treatment of postherpetic neuralgia. J Pain Symptom Manage 2010; 39: e3 – 6.

[74] Nutt D, Law J. Treatment of cluster headache with mirtazapine. Headache 1999; 39: 586 – 587.

[75] Calandre EP, Rico-Villademoros F. The role of antipsychotics in the management of fibromyalgia. CNS Drugs 2012; 26: 135 – 153.

[76] Krymchantowski AV, Jevoux C, Moreira PF. An open pilot study assessing the benefits of quetiapine for the prevention of migraine refractory to the combination of atenolol, nortriptyline, and flunarizine. Pain Med 2010; 11: 48 – 52.

[77] Backonja M, Beydoun A, Edwards KR, et al. Gabapentin for the symptomatic treatment of painful neuropathy in patients with diabetes mellitus: a randomized controlled trial. JAMA 1998; 280: 1831 – 1836.

[78] Sabatowski R, Gálvez R, Cherry DA, et al. Pregabalin reduces pain and improves sleep and mood disturbances in patients with post-herpetic neuralgia: results of a randomised, placebo-controlled clinical trial. Pain 2004; 109: 26 – 35.

[79] Mula M, Pini S, Cassano GB. The role of anticonvulsant drugs in anxiety disorders: a critical review of the evidence. J Clin Psychopharmacol 2007; 27: 263 – 272.

[80] Sateia MJ, Kirby-Long P, Taylor JL. Efficacy and clinical safety of ramelteon: an evidence-based review. Sleep Med Rev 2008; 12: 319 – 332.

[81] Wilhelmsen M, Amirian I, Reiter RJ, et al. Analgesic effects of melatonin: a review of current evidence from experimental and clinical studies. J Pineal Res 2011; 51: 270 – 277.

9. 利用慢性疼痛转归资料改善预后

尼尔·迈塔[a]　查尔斯·E. 因锐斯[b]　苏珊·D. 霍[c]
丽莎·R. 威特金[a,*]

关键词

基于实效证据•患者自报转归•转归数据采集•患者资料分析•质量改进•移动健康技术•集成电子病历

关键点

- 疼痛管理研究及临床处理进展的主要障碍在于客观测量与追踪治疗转归难度大，而且接受面不广。
- 转归评估方法应经过验证及标准化处理，且可最大程度上减轻患者与医疗团队负担。
- 在不久的将来，患者自报转归（PRO）资料集成电子病历（EHR）、数据采集及共享的移动健康（mHealth）技术，有望产生全新的医疗服务模式，改善慢性疼痛治疗预后评估、质量及成本/获益比。

简介

慢性疼痛是最常见而又严重干扰人们健康、生活质量与劳动力的疾患之一，可给患者乃至整个国家带来沉重的社会、经济负担。2011 年美国医学研究院（IOM）报告美国患有慢性疼痛的人超过 1 亿，总费用达 600 亿美元以上[1]，其中最常见的是下腰痛，患病人数超过 3 100 万[2]，每年损失近 1.49 亿个工作日，年

声明：三院疼痛登记项目由 NIDA 资助开发（项目编号 RC2 DA028 928）；且部分由普渡制药有限公司资助。本文作者不涉及任何利益冲突。
a NY 10021，美国纽约约克大道 1305 号韦尔康奈尔医学院疼痛医学系第十楼麻醉科；
b NY 10065，美国纽约约克大道 1300 号韦尔康奈尔医学院药理学系；
c UT 84108，美国盐湖城奇皮塔路 295 号犹他大学医学院人口健康科学系健康体系创新研究部 1N461 室
* 通讯作者 E-mail：Lrw9003@med.cornell.edu

费用过百亿,较 1987 年上涨近 75%[3]。

费用上涨的原因众多:寿命延长,老年人群的医疗资源利用率升高;与疼痛相伴的生活意愿降低(这得益于患者主观偏好的改变、医护人员与医疗机构营销活动的倡导),以及伤病员期望的升高等。药费上涨、影像学等诊断性检查增加、各类输液注射及手术操作最终增多都是医疗资源利用率升高的具体体现,尽管医护人员的出发点是好的,但利用率及费用的上涨并不意味着转归一定有所改善[3]。

此外,在不同的医疗中心、甚至在同一机构内不同的医护人员之间,处理慢性疼痛的差异也很大。疼痛管理研究及临床处理进展的主要障碍在于客观测量与追踪治疗转归难度大,而且接受面不广。

尽管在疼痛生理学、解剖学和生物化学方面取得了长足进步,并开发出了新型镇痛药等干预措施,但慢性疼痛疗效依然欠佳,基于理论基础的药物治疗与非药物措施在疗效上存在明显差距,常规治疗措施的长期转归数据尤为缺乏[4,5]。

2011 年,IOM 报道推荐了一种旨在弥补上述不足的范式,该范式主要涉及在患者-医护人员维度评估、管理疼痛、采集和传送数据的方式;报告强调需在患者转归登记方面加大开发应用力度,诚是,有望支持各治疗网点做出处置决策,也有助于采集海量数据,分析各种干预措施的安全性和有效性[1]。

卫生经济学

任何医疗服务体系都追求提升为患者服务的价值。价值是以花费的美元对应患者获得的转归来衡量的,过度医疗与昂贵的处理并非就是好的医疗。就价值而言,须从患者角度来考虑转归与费用,转归系指某一疾患的具体结局,而费用则应囊括整个医疗过程的成本在内,这会涉及多个专科、多种干预措施的团队诊疗过程。改善转归/降低费用——无限接近最佳成本/获益比——的机会很多。

难于结合转归准确评估并比较成本是当前医保存在激励问题的根源,高效的医护人员及机构得不到鼓励,而低效者也缺乏改进动力,甚至对诊疗过程有所改进的医疗机构,也可能因减少了常规医保服务项目而可能受到惩戒,这无疑将严重阻碍更为高效的医保模式的探索与实施。

疼痛管理的难度在于其慢性特性。大量证据表明,多模式镇痛的长期疗效较好,这就带来了介入疗法与阿片类药的滥用问题。大规模随机对照研究(RCT)的研究条件设置很严格,但据此得出的治疗方案也备受质疑,导致经验性疗法盛行,并对 RCT 这一研究方法的设计与实施能否用于疼痛研究产生疑问。RCT 通常将复杂问题简单化,仅据简单症状来研究疼痛治疗方法对转归的影响,如心理疗法,这是 RCT 固有的局限性,此外,RCT 尚有严格选择病例、缺乏长期治疗过程与有效性的整合研究、转归标准有限、伦理问题(将疼痛患者分到安慰剂治疗组）、以及实验偏倚控制或缺等，都是此研究方法的缺陷。

普遍认为 RCT 在转归研究中占有重要地位，但在能研究什么疼痛治疗方法与如何研究上也有其局限性。显然，有必要开展大规模的疼痛治疗转归研究，这样可囊括处理过程中的所有变量，这是 RCT 无法比拟的，尤其是在疼痛症状减轻、治疗转归难于界定时。

利用转归资料提升效率与质量

为提升效率与质量，美国医疗体系首创并有效地拓展了大数据的利用，年创利超过 300 亿美元。位于犹他州的山间医疗公司是一个自我保障的医疗保健系统，因其在临床数据整合方面工作突出常被引证，公司医疗保健研究团队开发了一个系统，该系统可让医护人员与管理人员收集并分析数据，结合文献报道，提出新的处理方案，如适用于公司内的循证医学指南等。系统的目标是"很容易做出正确的决策"，高效指导临床进行最佳处理。

1996 年，公司采纳上述项目作为临床数据整合的一部分后着手实施，同时开发了一个由专人负责的转归追踪系统。他们构建了可整合文献推荐、分析内部数据并向终端客户提出持续改进建议的系统，这些建议被认为是最直接、最便捷的方案，方案虽不具强制性，但是总是偏离方案的终端客户被要求提供他们决策的支撑资料并反馈，以进一步改进。信息技术的支撑在医师继教、用户亲和性和实时数据采集中至关重要。

这些变革不仅节约了成本，还全面改善了患者转归。山间医疗公司在其垂直数据整合系统中，实现了减少开支并鼓励了医护人员，但为巩固、改进现有方案，也为提出新的处理措施，系统监管严密，重要信息都是不断更新的。这是一个可以而且应该被模仿与复制的模型。

国家层面上启动疼痛转归追踪系统

2011 年，IOM 报告阐明了在疼痛预防、治疗、教育与研究领域存在的问题和建议，就疼痛管理方面医疗与医保服务，提出以下建议[1]：

- 制定克服疼痛治疗障碍的策略。
- 促进和实现疼痛的自我管理。
- 支持疼痛专家与初级保健医师之间展开协作，包括在合适时宜转诊至疼痛中心。
- 改进疼痛数据的采集和上报方法。
- 扩大对患者与公众教育，包括预防。

● 修订医保政策,加强协作并促进循证治疗。

随着更大规模的数据采集、培训与转归监测,医务人员可据此为患者提供最恰当的个体化疼痛治疗方案,也可为政府机构制定未来规划与减轻经济、社会负担的优先策略提供依据。

平价医疗法案

《平价医疗法案》(ACA)是在卫生成本快速攀升和医疗质量迅速提升的时代背景下颁布的。卫生成本每年以 2 位数的增速几近 GDP 的 20%,被认为是难于为继、不可持续的。慢性疼痛是患者就诊、要求服药的常见原因,也是致残、严重干扰生活质量与劳动力的关键因素。依据 IOM 有关改进医疗服务的建议,ACA 在涉及加强协作、激励与质量方面的条款也可对疼痛管理产生深远影响,如《可信赖的医疗组织》《基于价值的医疗模式》及《多方支付高级的初级保健实践模式》等条款[8]。

为响应 IOM 报告中的建议,由多个机构组成的疼痛研究协调委员会(IPRCC)拟定了《国家疼痛战略》草案(http://iprcc.nih.gov/national_pain_strategy/nps_main.htm)。正如草案所言,"在监管小组指导与协调下,专家工作组拟就 IOM 建议的 6 个重大领域展开探索——人口研究、预防与治疗、存在问题、医疗服务与医保核销、职业教育与培训、公众意识与沟通。工作组成员覆盖公立与私立相关机构,包括医务人员、保险从业人员、疼痛患者及倡议者"。草案绘出如下蓝图:"若实现《国家疼痛战略》目标,全国疼痛各层面的患病率都将下降,从急性到慢性再到严重影响患者生活的慢痛疾患,从小儿到老年人群再到生命终末期患者,这无疑将减轻患者、家庭及整个社会因疼痛带来的沉重负担,正遭受各类疼痛折磨的美国民众也有望能及时获得满足其生物-心理-社会需求、并兼顾个人偏好、风险和社会背景的医疗服务。换言之,患者将接受以其为中心的疼痛治疗。"草案征求意见截止至 2015 年 5 月 20 日,最终的正式报告正在拟订中。

迄今,医保和医疗补助服务中心(CMS)已朝着追踪疼痛方向努力(表 9-1)[8]。

表 9-1　医保和医疗补助服务中心质量评估示例

医保和医疗补助服务中心质量评估示例	指　标	说　明
家庭健康比较	受疼痛影响的活动有所改善	患者活动时疼痛的频次在家庭保健事件中的占比有所改善
家庭健康质量报告	实施疼痛评估	在治疗开始/再次开始时,采用标准化工具对患者行疼痛评估在家庭保健事件中的占比

（续表）

医保和医疗补助服务中心质量评估示例	指　标	说　明
医院比较	疼痛管理（终末指标）	报告疼痛"一直"控制满意的病例数
执业人员医保和医疗补助 HER 的激励项目	166V2：采用影像方法检查下腰痛	诊为下腰痛年龄介于 18～50 岁患者，诊断后 28 天内未行影像检查（平片、MRI、CT 扫描）病例的占比
医保 C 部分项目筛查人员/星级	C13——老年人群的护理——疼痛筛查	参加疼痛筛查或疼痛管理项目人员每年至少有 1 次筛查人数的占比（有关疼痛筛查或疼痛管理数据仅为医保特定需求项目采集，有些是针对特定慢性疾患，有些针对同时拥有医保和医疗补助患者，部分针对生活在诸如养老院等机构的患者。）
医师质量报告系统	指标 131（NQF 0420）：疼痛评估与随访	年龄大于等于 18 岁患者有充分交流疼痛评估情况的就诊记录病例数占比，包括每次就诊都采用标准化工具、以及疼痛控制不良时的随访复诊安排记录
医师基于价值的支付调节器	指标 131（NQF 0420）：疼痛评估与随访	年龄不小于 18 岁患者有充分交流疼痛评估情况的就诊记录病例数占比，包括每次就诊都采用标准化工具，以及疼痛控制不良时的随访复诊安排记录
医师基于价值的支付调节器	下腰痛：影像重复检查	无进行性症状的背痛患者接受不恰当影像检查病例数占比（过度检查，占比低较好）

引自 Lausch，K. Pain-Related Care and the Affordable Care Act：Summary of Common Practices. Ann Arbor（MI）：The Center for Healthcare Research & Transformation（CHRT）；2014。

此外，CMS 还展开了有可能会影响到疼痛治疗核销与服务的示范项目及政策的改革。

捆绑式支付方式改进倡议

CMS 正推行多项服务与医保核销模式，以协调医护人员与高效服务之间的关系。始于 2013 年的捆绑式支付方式改进倡议，在为期 3 年的试用期间，采用了 4 个广义模块以验证捆绑支付（垫支或后付）应用情况，囊括了急性与非急性的 48 种医疗服务项目（如脊柱融合术）[10]。

慢性医疗管理服务

CMS 一直在探索医疗管理的支付模式。2015 年，医保计划为患有多种（两种或更多)严重慢性疾患患者推出非面对面独立的慢性医疗管理服务支付模式,目前该模式捆绑在评估与管理服务项目中一并支付,但很多医师诟病此方式不足以体现所付出的服务。CMS期望该模式能改善管理并降低慢性疾患开支,显然,非面对面慢性病服务支付形式尚待 2015 年修订医师服务费用过程中进一步确定[11]。

医保和医疗补助服务中心与阿片类处方药

CMS 关注慢性疼痛领域已有一段时间,近期关注重点在于长期使用阿片类药物方面。证据表明,长期使用阿片类药的处方量越来越大、滥用率与不良事件率越来越高,这无疑会导致公共与私营付款方的政策越收越紧,都担心成本上升、滥用、成瘾的风险,付款方推出的政策包括数量限制、预先授权、阶梯治疗、限定方案(仅限于一种药物和/或一个处方组),譬如,密歇根蓝十字蓝盾学会要求在开出缓释氢可酮片之前,须提供其他治疗失败或其他两种长效阿片类药难于控制疼痛的记录。

患者自报转归的测量工具

可用于提供疼痛严重程度及其对患者身心健康影响等信息的 PRO 系统很多,所用的转归评估工具可能为一般健康测定法或特定疾患的测量工具,如慢性疼痛。临床试验有关方法、测量和疼痛评估倡议(IMMPACT)小组建议,临床试验在选择转归测量工具时应考虑以下几个关键方面:疼痛、功能、情绪、参与全局改善项目的程度、症状、不良事件、处理、早期退出试验的原因[12]。

患者自报转归测量信息系统(PROMIS)是国家健康研究院资助开发的一款动态工具,已经过心理测量验证,能有效用于评估不同人群各类慢性疾病的 PRO 工具[13,14],因其基于项目响应理论(IRT)原理而可提高 PRO 测量的质量与精度。IRT 是教育测试中常用的一种统计模型,它通过受试者与所提问题间的联系生成一个校准系数,据校准系数经计算机自适应测试软件(CAT),选出与上一个问题患者的回答最适应、最具意义的后续问题。

PROMIS 通过机体、社会、心理和全身健康情况综合测出转归,为提高其普遍性与可比性,所有 PROMIS 测值都作为一份美国人群样本,以重要人口特征(即种族/族裔、年龄和性别)分类集中存储[14,15],为了保持与既往研究的可比性、连续性,已开发了简明疼痛量表(BPI)评分与 PROMIS 测值互换方法[15]。

三所医院疼痛登记项目

三所医院疼痛登记项目(TPR)是指位于纽约的威尔康奈尔医学院(WCMC)

疼痛医学诊所、纪念斯隆凯特林癌症中心（MSKCC）与特种外科医院（HSS）三所医院联合组织开展的一项纵向慢性疼痛患者登记项目，旨在探索与转归（好/不良）相关的患者特征和治疗。此外，三所机构参与项目的临床医师及项目资助方（公共和私营）共享数据分析结果、出版物与指南，TPR 的主要目标是利用治疗网点数据及其汇总分析结果作为质量改进项目的一个部分。

　　TPR 通过一种称为基于实效证据（PBE）的疗效比较研究模型展开[16]。PBE 是在真实的临床背景下（相对于对照研究——译注），用于识别患者哪些特征及治疗与转归（好/不良）相关的一种研究方法。PBE 研究的是有效性，即它对哪些患者有效？并不是观察功效，即观察它是否起作用？TPR 数据元素尽可能源自普通的 HER 记录，也包括① 治疗过程因素，如当前与既往用药及所有操作；② 患者因素，诊断代码、一般情况及医疗、手术、个人史。至于采集分析哪些元素，涉及 TPR 工作人员定期与治疗网点医师会商，到那时再作出抉择，这种自下而上而非自上而下的方法有助于督促参与的临床医师兑现承诺。TPR 也请疼痛咨询委员会专家指导，由其进行数据元素预测试并寻求诊所医护人员的反馈。医师使用标准化国际疾病分类代码（第九版，第十版已出）及操作术语十分重要，涉及共约 339 个疼痛相关分类代码；使用的阿片类药物也有必要转换为等效量吗啡。

　　PRO 是 TPR 必不可少的数据元素，三所机构应统一使用经过验证的转归测量工具，但在 2009 年 TPR 展开以前，MSKCC 已经在使用 BPI[17]并开发了简明症状评估表（CMSAS）[18]，为此同意三所医院继续使用含有疼痛、主观感觉及相关功能变化指标的 BPI[17]和可反映治疗相关不良反应的 CMSAS[18]。此外，也同意使用反映一般健康状况的 EQ-5D[19]，以及提示阿片类药相关异常行为的阿片类药物误用量表[20]。

　　采集的数据元素存储于 MSKCC 安全中央数据存储计算机 WebCore 中，实时供医院临床医师使用，而后以健康保险数据交换和责任法案（HIPAA）的 Excel 兼容格式或其他格式传送给犹他大学的协作人员（后述）。

　　为将偏倚降至最低，TPR 采用标准化的接诊流程。"慢性疼痛患者"定义为间隔 3 个月以上就诊两次的患者，每次就诊都要求其配合完成调查。与该院审查委员会沟通十分重要，认可这是质量改进项目的一部分，免签知情同意书及 HIPAA 协议，并可与另外两医院（包括资助方）共享数据，发表指南及出版物。

数据的采集与存储

　　图 9-1 以 WCMC 为例示 TPR 各医院的登记数据处理流程。临床数据管理员（CDA）负责患者、临床医师、WebCore 及 Epic（EHR）各 TPR 数据源之间必要的协调工作，在 WebCore 中输入患者数据并确认也在 Epic 中（见图 9-1）。

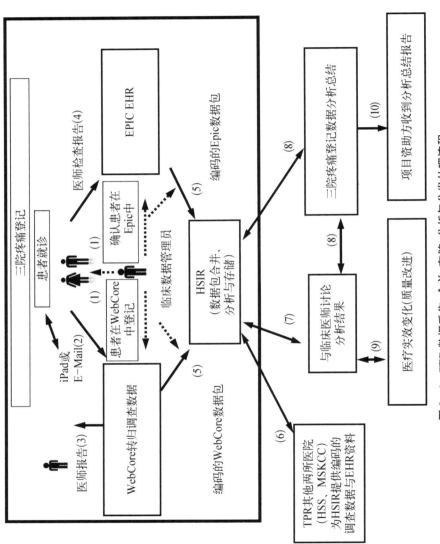

图 9 - 1　TPR 数据采集、合并、存储、分析与分发处理流程

患者就诊时通过 iPad 或就诊前 48 个小时内经 e-mail 完成转归调查，iPad 与 WebCore 相连，患者一旦完成调查，本次与既往就诊的患者响应小结（医师报告）即可打印输出给临床医师，可据此开始问诊并制订诊疗方案，随后医师的检查报告由 CDA 扫描到 Epic 中成为患者 EHR 的一部分。患者可见到已输入 Epic 的医师检查报告（如诊断、用药及其他就诊信息），临床医师可调阅其患者所有 WebCore 资料，也可追踪特定患者的治疗转归。

各电子系统患者数据的合并

盐湖城犹他大学医学院卫生系统创新研究（HSIR）项目的协作人员管理数据库，负责将 WebCore 的 PRO 数据与 Epic 的临床数据合并，为 TPR 数据库合成一个编码完整的数据包（图 9-1）。从 WebCore 与 Epic 合并的数据使用统一编码的患者识别号将两者联系起来。编码数据利用 WCMC 安全文件传输系统传送至 HSIR，经后者合并再回输入 TPR 数据库中。HSIR 负责维护已合并编码、相对独立的 WCMC 数据库；待申请时，也一并将 MSKCC 及 HSS 数据库或数据元素合并到 WCMC 数据库。

数据的分析与分发

转归、首诊及每次随诊的患者状况与治疗采用描述性统计处理，识别转归相关性治疗、控制差异则采用纵向回归分析方法，这是个更选的过程，患者的响应小结（医师报告）呈交给临床医师（图 9-1）。关键相关性和预测因子的确认或拒绝建议，则需运用 TPR 与 HSIR 均认为可行的其他分析方法进行，具体由 HSIR 实施，直至达到分析目的，即一致认可相关性及预测因子，随后分发给临床医师以改进质量，并与他们一并撰写出版文稿。对于项目资助方，可选择一些解码的数据分析总结报告呈递他们。

集成电子病历

慢性疼痛转归数据采集的未来发展方向是将 PRO 实时集成到 EHR 中。EHR 集成具有许多潜在优势：① 协调 PRO 管理与有意义事件之间的关系，如预约就诊，提高资源利用率[13]；② 优化 EHR 集成系统，实时传输 PRO 数据以方便医师决策，尚可警示医护人员注意有意义的临床表现（如严重的异常转归或患者的担心），从而提高管理效率；③ 设计上加以改进，还可自行分配至专业人员处，如将心理社会问题分至社会工作人员处、健康咨询分给健康教育者、营养问题分给营养师[13]，优化各学科间的协调性，全面改善慢性疼痛患者的综合管理水平。PROMIS 的 CAT 软件管理、评分与报告已成功集成在 EHR 系统内[13]。

集成移动技术

超过 1.25 亿美国人拥有智能手机,美国销售的手机 50% 以上拥有智能账号。移动技术的普遍性、灵便性及经济性,使其在改善疼痛管理方面成为一种不可能被忽视的新型方式。研究领域使用智能手机越来越多,以低廉成本开发管理方法成为可能,以此监控和管理疼痛患者症状,有助于舒缓医护人员压力[22]。

智能手机通过特定应用软件(app)评估疼痛症状,发送信息强化交流,追踪转归(功能与活动水平),已用于疼痛管理领域。mHealth 可通过主动与被动功能组合用于患者主客观转归数据的采集[23],采集院外数据利于提高两次就诊期间的监控效率与准确性,有效弥补慢性疾患管理的桥接缺憾。

为慢性疼痛开发的 app 可让患者在两次就诊期间记录日志,也可让理疗师向患者发送定制文本[24-27],在无痛情形下,可用于 RCT 追踪身体活动[28],监测体重变化[22],指导改善营养或减肥[29]。探索慢性疾患与精神障碍管理策略的研究表明,mHealth 模式有效可行、能接受[30-33]。

mHealth 尚可开创新的治疗服务机制,如自动通过基于 PRO 数据的实时反馈,督促患者变换行为或给出治疗建议,提高自我管理能力[24],降低某些慢性疼痛人群医疗资源的消耗,包括要求早期适当镇痛的镰状细胞病患者[24]。此外,mHealth 利于克服治疗障碍,如指导认知行为治疗。其他优势包括加强专业人员之间、患者与专业人员之间的交流,因额外资料丰富,有可能因此而降低费用并改善治疗。在不久的将来,随着患者及授权的利益相关各方采集并共享mHealth 数据,很可能产生新的医疗模式,改善慢性疼痛治疗[23]。

尽管移动技术应用广泛,但当前鲜有医务工作者参与,而且有关其效果的文献报道极少[35]。华莱士(Wallace)与德英格拉(Dhingra)博士系统综述了 222 种疼痛相关的 app,发现多数 app 均可记录日志与活动,提供舒缓压力、中度情绪反应的疼痛应对之法,保持平衡的生活方式[36],但约 2/3 的 app 设计或编辑都没有执业医务工作者参与,仅 27% 的有内科医师、8% 的有非医师的健康工作者参与[37],虽然上述 app 可能很有潜力,但仅由非医疗专业人员开发可能会限制其应用效果。

如何开发、循证且非常适合特定用户使用的 app 没有指南可循。罗斯(Rosser)及其同事[38]从临床医师及慢性疼痛患者角度提了几个重要特征,应整合在疼痛管理的 app 设计中,包括支持行为模式、鼓励个人目标及可以实时与理疗师沟通。

mHealth 技术潜在优势虽不少,缺陷也很多。它与 EHR 集成不良,海量数据与碎片化的治疗服务可能让人知难而退,显然不是以用户为中心。此外,要让患者 mHealth 数据对家庭、医务人员和/或其他授权的利益相关方有用，还有很长的路要走。最后，依从性将随时间推移而变差，甚至成为一个重要阻碍，如何增强对 app 的长期依从性可能包括：能向患者发送提示信息的自动化系统，直接追踪忘输数据的患者，加入强化使用元素（如勋章、开发商的反馈），提高娱乐性（游戏），接入社会网络等[39]。

小结

采集登记数据的最终目标是拟开发一个可有效改善慢性疼痛治疗质量与成本获益比的循证系统[40]。实现这一目标，最好是在国家层面上，由疼痛学科主导，与慢性疼痛管理相关专业紧密协作，在转归测量工具的选择、数据包的组织与共享等方面步调一致[40]。PRO 要有意义，需要一个经过验证、准确、稳定的简明症状评估系统来支撑，这样才能最大限度地减轻患者与医疗团队负担、提高治疗质量与研究可行性，而且要求该系统不断更新并分析数据，以指导个体治疗及全民健康工作。

（魏辉明　翻译　麻伟青　审校）

参考文献

[1] Institute of Medicine (US) Committee on Advancing Pain Research, Care, and Education. Relieving Pain in America: A Blueprint for Transforming Prevention, Care, Education, and Research. Washington, DC: National Academies Press (US); 2011. Available from: http://www.ncbi.nlm.nih.gov/books/NBK91497/.

[2] Shaw WS, Linton SJ, Pransky G. Reducing sickness absence from work due to low back pain: how well do intervention strategies match modifiable risk factors? J Occup Rehabil 2006; 16(4): 591-605.

[3] Martin BI, Deyo RA, Mirza SK, et al. Expenditures and health status among adults with back and neck problems. JAMA 2008; 299(6): 656-664.

[4] Reid MC, Bennett DA, Chen WG, et al. Improving the pharmacologic management of pain in older adults: identifying the research gaps and methods to address them. Pain Med 2011; 12(9): 1336-1357.

[5] Bruehl S, Apkarian AV, Ballantyne JC, et al. Personalized medicine and opioid analgesic prescribing for chronic pain: opportunities and challenges. J Pain 2013; 14(2): 103-113.

[6] Kaplan RS, Porter ME. How to solve the cost crisis in health care. Harv Bus Rev 2011; 89(9): 46-52, 54, 56-61 passim.

[7] Shean G. Limitations of randomized control designs in psychotherapy research. Advances in Psychiatry 2014; 2014: 5.

[8] Lausch K. Pain-Related Care and the Affordable Care Act: Summary of Common Practices. The Center for Healthcare Research & Transformation (CHRT). 2014. Available at: http://

www. chrt. org/publication/pain-related-care-and-the-affordablecare-act-summary-of-common-practices/-accordion-section-5.

[9] Manchikanti L, Caraway D, Parr AT, et al. Patient Protection and Affordable Care Act of 2010: reforming the health care reform for the new decade. Pain Physician 2011; 14(1): E35 – 67.

[10] Doran JP, Zabinski SJ. Bundled payment initiatives for Medicare and non-Medicare total joint arthroplasty patients at a community hospital: bundles in the real world. J Arthroplasty 2015; 30(3): 353 – 355.

[11] Thompson CA. CMS explains Medicare payment for chronic care management services. Am J Health Syst Pharm 2015; 72(7): 514 – 515.

[12] Turk DC, Dworkin RH, Allen RR, et al. Core outcome domains for chronic pain clinical trials: IMMPACT recommendations. Pain 2003; 106(3): 337 – 345.

[13] Wagner LI, Schink J, Bass M, et al. Bringing PROMIS to practice: brief and precise symptom screening in ambulatory cancer care. Cancer 2015; 121(6): 927 – 934.

[14] Amtmann D, Cook KF, Jensen MP, et al. Development of a PROMIS item bank to measure pain interference. Pain 2010; 150(1): 173 – 182.

[15] Askew RL, Kim J, Chung H, et al. Development of a crosswalk for pain interference measured by the BPI and PROMIS pain interference short form. Qual Life Res 2013; 22(10): 2769 – 2776.

[16] Horn SD, DeJong G, Deutscher D. Practice-based evidence research in rehabilitation: an alternative to randomized controlled trials and traditional observational studies. Arch Phys Med Rehabil 2012; 93(8 Suppl): S127 – 137.

[17] Mendoza T, Mayne T, Rublee D, et al. Reliability and validity of a modified brief pain inventory short form in patients with osteoarthritis. Eur J Pain 2006; 10(4): 353 – 361.

[18] Chang VT, Hwang SS, Kasimis B, et al. Shorter symptom assessment instruments: the Condensed Memorial Symptom Assessment Scale (CMSAS). Cancer Invest 2004; 22(4): 526 – 536.

[19] Hurst NP, Kind P, Ruta D, et al. Measuring health-related quality of life in rheumatoid arthritis: validity, responsiveness and reliability of EuroQol (EQ – 5D). Br J Rheumatol 1997; 36(5): 551 – 559.

[20] Butler SF, Budman SH, Fernandez KC, et al. Development and validation of the current opioid misuse measure. Pain 2007; 130(1 – 2): 144 – 156.

[21] Barr C, Marois M, Sim I, et al. The PREEMPT study — evaluating smartphoneassisted n-of-1 trials in patients with chronic pain: study protocol for a randomized controlled trial. Trials 2015; 16: 67.

[22] Pellegrini CA, Duncan JM, Moller AC, et al. A smartphone-supported weight loss program: design of the ENGAGED randomized controlled trial. BMC Public Health 2012; 12: 1041.

[23] Richardson JE, Reid MC. The promises and pitfalls of leveraging mobile health technology for pain care. Pain Med 2013; 14(11): 1621 – 1626.

[24] Schnall R, Okoniewski A, Tiase V, et al. Using text messaging to assess adolescents' health information needs: an ecological momentary assessment. J Med Internet Res 2013; 15(3): e54.

[25] Stinson JN, Petroz GC, Tait G, et al. e-Ouch: usability testing of an electronic chronic pain diary for adolescents with arthritis. Clin J Pain 2006; 22(3): 295 – 305.

[26] Stinson JN, Stevens BJ, Feldman BM, et al. Construct validity of a multidimensional electronic pain diary for adolescents with arthritis. Pain 2008; 136(3): 281 – 292.

[27] Kristjansdottir OB, Fors EA, Eide E, et al. A smartphone-based intervention with diaries

and therapist feedback to reduce catastrophizing and increase functioning in women with chronic widespread pain. Part 2: 11-month follow-up results of a randomized trial. J Med Internet Res 2013; 15(3): e72.

[28] Glynn LG, Hayes PS, Casey M, et al. SMART MOVE — a smartphone-based intervention to promote physical activity in primary care: study protocol for a randomized controlled trial. Trials 2013; 14: 157.

[29] Duncan MJ, Vandelanotte C, Rosenkranz RR, et al. Effectiveness of a website and mobile phone based physical activity and nutrition intervention for middleaged males: trial protocol and baseline findings of the ManUp Study. BMC Public Health 2012; 12: 656.

[30] Somers TJ, Abernethy AP, Edmond SN, et al. A pilot study of a mobile health pain coping skills training protocol for patients with persistent cancer pain. J Pain Symptom Manage 2015; 50(4): 553 - 558.

[31] Abernethy AP, Zafar SY, Uronis H, et al. Validation of the patient care monitor (Version 2.0): a review of system assessment instrument for cancer patients. J Pain Symptom Manage 2010; 40(4): 545 - 558.

[32] Fortner B, Okon T, Schwartzberg L, et al. The cancer care monitor: psychometric content evaluation and pilot testing of a computer administered system for symptom screening and quality of life in adult cancer patients. J Pain Symptom Manage 2003; 26(6): 1077 - 1092.

[33] Lorig K, Holman H. Arthritis self-efficacy scales measure self-efficacy. Arthritis Care Res 1998; 11(3): 155 - 157.

[34] Reynoldson C, Stones C, Allsop M, et al. Assessing the quality and usability of smartphone apps for pain self-management. Pain Med 2014; 15(6): 898 - 909.

[35] Christiansen S, Gupta A. Can mobile technology improve treatment of chronic pain? Pain Med 2014; 15(8): 1434 - 1435.

[36] Wallace LS, Dhingra LK. A systematic review of smartphone applications for chronic pain available for download in the United States. J Opioid Manag 2014; 10(1): 63 - 68.

[37] Rosser BA, Eccleston C. Smartphone applications for pain management. J Telemed Telecare 2011; 17(6): 308 - 312.

[38] Rosser BA, McCullagh P, Davies R, et al. Technology-mediated therapy for chronic pain management: the challenges of adapting behavior change interventions for delivery with pervasive communication technology. Telemed J E Health 2011; 17(3): 211 - 216.

[39] Jonassaint CR, Shah N, Jonassaint J, et al. Usability and feasibility of an mHealth intervention for monitoring and managing pain symptoms in sickle cell disease: the sickle cell disease mobile application to record symptoms via technology (SMART). Hemoglobin 2015; 39(3): 162 - 168.

[40] Witkin LR, Farrar JT, Ashburn MA. Can assessing chronic pain outcomes data improve outcomes? Pain Med 2013; 14(6): 779 - 791.

10. 美国疼痛管理实践政策——监管疼痛治疗的法规、准则与指南

罗伯特·K.威尔曼[a]　　亚伦·吉尔森[b]　　凯瑟琳·N.杜恩辛[a]

关键词

疼痛政策 • 剂量阈值 • 临床实践指南 • 准则与制度 • 慢性疼痛

关键点

- 几乎每个州都发布了旨在指导疼痛管理实践的法规、准则/制度与指南，并产生了深远影响。
- 政策内容尽管大同小异，但纳入本文分析的政策几乎每个类别上都有特色条文。
- 旨在最大限度地减少阿片类药物误用、滥用、成瘾、扩散及过量用药政策的效果，尚未得到充分证实。
- 未来制定疼痛管理政策宜力求最大化预期效果，同时最大限度上减少负面影响。

简介

　　过去20年来，美国疼痛管理的主要手段愈来愈依赖于阿片类药物，结果导致阿片类药处方量陡增，相较于1999年，用量已上升了4倍[1]。与此相对应的是，2008年过量致死率也较1999年升高了几近4倍[2]。虽不清楚过量用药的实际情形，但很多疾控中心下属机构已在呼吁各州出台更严格的阿片类处方药物

声明：本文作者罗伯特·K.威尔曼博士是 Indivior 顾问/发言人；亚伦·吉尔森与凯瑟琳·N.杜恩辛无声明事项。

a CA 95370 加利福尼亚索诺拉美国疼痛管理学会晨星大道 975 号 A 套；

b 美国 WI 53706 麦迪逊大学大道 1300 威斯康星大学卡朋癌症中心疼痛与政策研究小组

现在地址：密歇根州 49506 Grand Rapids 奥本东南大道 57 号。

* 通讯作者：CA 95370 加利福尼亚　索诺拉　美国疼痛管理学会　晨星大道 975 号 A 套。E-mail：btwillman@aapainmanage.org

监管政策[3]，潜台词是降低过量致死率的首要途径是减少处方数量。

权威部门示范性政策模板的影响

在联邦政府敦促各州出台相应政策以前，有些州已通过为临床医师提供指导意见形式，回应了人们对慢性疼痛使用阿片类药物治疗现状的担忧。

过去 20 年来，美国医学理事联合会（FSMB）制订了政策模板，为多数旨在监管临床医师开具疼痛管理处方的政策出台提供了范本。1998 年发布了首版示范性模板（指导建议/指南）[4]，囊括了阿片类药安全、恰当用于疼痛治疗所必须考虑的 7 个方面（表 10‐1）。首版在阐述背景的序言中，认可疼痛管理是医疗实践的一个组成部分，并支持在必要时临床可使用包括阿片类药物在内的管控药品，该政策确保了在纯粹为合理医疗目的而开具管控药品的情形下，不会受到监管部门的惩戒，消除了临床医师的后顾之忧，同时敦促开药医师不断评估治疗风险/获益比，并采取一切措施。最大程度上识别、防范扩散及滥用相关行为。由来自卫生行业、法令法规及政策研究不同领域代表组成的多学科专家顾问小组协助起草的这个示范性模板，最终得到了很多学术团体和联邦机构的正式认可，包括美国医学会、疼痛学会/协会、法律与医学伦理学会、缉毒署、国家管控物品管理部门联合会、公共卫生署及药物滥用治疗办公室等。

表 10‐1　美国医学理事联合会示范性指导建议与政策比较

示范性指导建议（1998）/政策（2004）	示范性政策（2013）
指导建议	
—	了解疼痛
患者评估 ⟶	患者评估与风险分层
治疗方案 ⟶	制定治疗方案与目标
知情同意与治疗协议书 ⟶	知情同意与治疗协议书
	启动阿片类药物试验
定期复查 ⟶	持续监测及适应治疗方案
	定期药检
会诊 ⟶	会诊与转诊
	中止阿片类药物治疗
病历 ⟶	病历
遵守管控药品相关法令法规 ⟶	遵守管控药品相关法令法规

2004 年，医学委员会呼吁 FSMB 修订示范性模板，以适应当时的医疗处置情形并要求关注疼痛治疗不足问题，有鉴于此，FSMB 更新了示范性指导建议（现称示范性政策），进一步阐述了 FSMB 疼痛治疗的预期目标，并明确界定了不当处置，包括"不治疗、治疗不足、过度治疗及继续无效治疗"[5]。为强调政策模

板目标(提高国家卫生监管委员会政策质量)的连续性,旧版七项指导建议内容与描述保持不变。此外,还明确述及指导建议并非意味着限定或规定应由临床医师做出的决策(临床判断)、应用及专业评价;继续重申在评估与治疗疼痛的同时,应负起防范药物滥用或扩散的专业责任。起草政策的专家顾问委员会除来自原领域的代表外,还扩大到了执法部门代表及患者。

2013 年,基于过去 10 年累积的经验,再次修订了示范性政策[6],内容更为翔实、具体,为减轻不良后果而供治疗决策参考的建议也更多,当然政策总体目标不变。旧版七项指导建议虽继续保留,但描述更详尽,并增补了新的指导建议,包括疼痛诊疗(有关内容前两版主要放在序言中阐述)与定期药检(扩充在旧版的"知情同意与治疗协议书"项中),以及启动/中止阿片类药的考虑。三版都将风险/获益比的评估作为治疗的一个组成部分,但新版更全面系统地强调了这一问题。对于临床医师来说,本版描述性强,更符合旨在实施 2004 版示范政策而制定的 FSMB《阿片类药物处方责任手册》[7,8]。相对于前两版,2013 版主要针对慢性疼痛治疗应用阿片类镇痛药,FSMB 同时也强调了管理其他类型疼痛的适用性。此外,专家顾问委员会除来自原领域的代表外,还邀请了不少联邦机构代表,但排除了法律专家与患者。

上述模板的指导建议/政策尚不具备法律效力,监管机构发布目的在于为临床医师(在某些情况下也适用于其他处方人员)提供指导,但模板一经发布或被诉讼陪审团采信,即可建立起新的阿片类药治疗慢性疼痛实践标准。

源自州立机构的政策

随着国家执业委员会采纳基于 FSMB 的监管政策,各州立机构也开始发布更为明晰的临床处方实践指南。首先带头的是华盛顿州政府医疗主管部门,于 2007 年发布了首版临床处方指南,现已多次更新,最新版本是 2015 年的[9],在疼痛管理周期[10]、初级保健及其他专科治疗方面该指南虽尚有争议,但它很快成为其他州效仿对象。2010 年华盛顿州立法机构通过了一项法案(ESHB 2876),要求负责监管所有处方医师的执业委员会拟出阿片类药处方准则[11],结果治疗用语几乎 1∶1 地呈现在早期指南中。

从此,多数州政府都制定了旨在规范阿片类药处方医师实践的各项公共政策,包括法令法规、准则/制度与指南,政策类型与处方医师需遵守的程度密切相关,法令法规、准则/制度都有强制性的法律效力,需严格遵守;反之,指南则不具备强制特征,仅为建议性质。即便是指南,正如前所述,也可能对阿片类药处方产生实质性影响,若将其当作法律与行政措施对待,则有可能危及处方医师执业资格、生活、经济与自由。此外,须注意政策表述中的确切用词:"一定"或"必须"反映强制性;而"应该"则反映建议性,不具备强制性质。即使存在歧义,任何谨慎的临床医师无论是在考虑提供良好治疗还是规避法律监管，都宜将政策中的"应该"视作"一定"对待，除非确有极强的理由能推翻该治疗建议。

鉴于疼痛管理相关政策的普遍性及其持续上升的影响力，重温现有政策内容对于处方人员、支持者和政策决策者应该有益。本文检审并展现了由各州主管部门颁布、旨在监管临床医师的所有当前疼痛管理政策及所含条款，除了总体概况外，尚深入讨论了不同政策中的一些特色条款。

方法

政策检索方法

通过关键词搜索方式，检索了 Westlaw 数据库中各州（50 个）及华盛顿特区所有与临床医师、牙科医师、验光师、药剂师及药学实践有关的法令法规、准则及含有阿片类药处方与配药条文的任何指南。为避免遗漏，又检视了关键词可能搜索不到的各州任一法规与制度相关信息。最后检索人员直接访问各州及华盛顿特区医疗、牙科和验光委员会网站，审视并确认与处方、配药有关的政策或指南。

政策检审方法

对于检索到的所有旨在促进医务人员疼痛管理实践的法令法规、规章制度（即准则）与指南（三者合称为政策）进行内容筛查，剔除涵盖护士、助理医师、验光师、牙科医师等其他处方人员的政策。两位审查人员负责评价入组分析的政策：一位从亚拉巴马州检审至明尼苏达州（按字顺），另一位负责检审余下各州政策，识别出符合以下入组政策/条款条件：① 指导临床医师开具用于疼痛治疗阿片类药处方的建议或要求；② 评审当时具备法律效力（法规和准则）；③ 各州医学委员会或其他类似机构发布的有关临床医师执业准则与纪律约束，目前尚有效的指南或政策声明。排除医学委员会以外机构颁布的疼痛管理政策，也不包括医学会、专科学会等学术团体发布的临床实践指南。入组分析政策待评价完整性后，按政策分类惯例（临床潜在意义的大小）分为 19 个具体类别，外加纳入部分州政策特色条款的"其他"一类。

具体包括：

- 符合医疗常规、为合理医疗目的而开具阿片类药物的处方医师免责声明
- 认可或鼓励使用阿片类药物替代品的声明
- 鼓励多学科疼痛管理方式的声明
- 缓解疼痛必要性的有关声明
- 评估要求
- 阿片类药物阈剂量或治疗时限

- 尿检（UDT）
- 治疗方案
- 请其他临床医师会诊
- 定期复查患者治疗进展
- 知情同意书
- 治疗协议书
- 处方监控项目
- 讨论风险/获益比
- 阿片类药物失窃与扩散管控
- 疼痛管理医师资质
- 教育要求
- 癌痛与非癌痛之间差别性或无差别性使用管控药品
- 过渡性治疗
- 其他

共计检审出入组分析政策 68 项，涵盖 42 个州与华盛顿特区，表 10-2 扼要总结了入组的各州各类政策，并按上文分类方法归入 20 个具体类别。（政策文本与分类方法可访问：http://blog.aapainmanage.org/?P = 169.）

结果

大部分入组分析政策都完全或几乎完全符合 FSMB 示范性政策文件，因参照模板相同，过多赘述就显冗余，本文侧重于不同于 FSMB 范本、各州政策中的特色条款。

认可或鼓励使用阿片类药物替代品的声明

这一方面有 3 个州立医学委员会出台的政策较为突出，其中印第安纳州医学执业委员会发布的声明最为直观，要求临床医师在适宜情况下，使用非阿片类药物替代阿片类药或两者复合应用[12]。俄勒冈医学委员会声明措辞较为委婉，称"阿片类药物联合其他疼痛管理方法（如理疗及心理疏导）时，最有可能缓解疼痛并恢复功能。"[13]两个声明均表明委员会希望临床医师尝试使用非阿片类药物，单独使用或与阿片类药复合使用，当然多数情况下是复合应用。加州医学委员会《疼痛管控药物处方指南》表述略显不同，在启动阿片类药试验部分述及，"阿片类药物治疗宜视为有明确时限（通常少于 45 天）的试验性疗法，并具有特定评估时点"[14]，表述本身并未明言推荐使用非阿片类药物及其他治疗措施，却显示出委员会对阿片类药长期疗效的担忧，并期许临床医师为此寻找其他替代疗法。

表 10-2　入组分析的各州疼痛管理政策

政策	要求			建议		
	法规	准则	指南	法规	准则	指南
开具阿片类药物处方医师免责声明	AK, CA, MN, MO, ND, NE, NV, NH, NM, OK, OR, RI, WV	MS, NM, OH	OR, SC	—	AL, DE, FL, IA, MA, ME, TX, WA	AZ, DE, DC, ID, IA, KS, KS, MI, MN, NH, OK, OR, VA, VT, WV, WY
鼓励使用替代疗法	—	DC, IN, KY, NM	—	—	AL, DE, FL, IA, MA, ME, WA, WV	AK, AZ, CA, CO, CT, DE, DC, ID, IA, MI, MN, NC, OH, OK, OR, SC, VA, VT, WY
鼓励多学科管理方式	—	—	—	CA, HI	IA, ME, RI	CO, IA, MN, OR, SC
缓解疼痛的必要性	—	OK, TX	—	AK, CA, HI, NE, OK	AL, DE, FL, IA, MA, NM, WA	AZ, CA, CT, DE, DC, HI, ID, IA, KS, MI, MN, NC, NH, OK, OR, SC, VA, VT, WV, WY
评估要求	FL, WV	AK, DE, DC, FL, GA, IN, KY, LA, MS, NJ, NM, OH, OK, OR, RI, TN, TX, WA	NH, OR, SC, WY	—	AL, IA, MA, ME, OK, OR, WA	AK, AZ, CA, CO, CT, DE, DC, HI, ID, IA, KS, MI, MN, NC, NH, OK, VA, VT, WV

（续表）

	要 求			建 议		
	法 规	准 则	指 南	法 规	准 则	指 南
阈剂量/治疗时限	—	IN, NJ, RI, TN, VT, WA	OH	—	—	CA, CO, SC
UDT	—	DE, DC, FL, GA, IN, KY, LA, NM, OH, TN, TX	—	—	IA, MA, ME, OH, RI	AZ, CA, CO, CT, DE, DC, HI, ID, KS, MI, MN, NC, SC, VA, VT, WV, WY
治疗方案	FL	DE, DC, FL, KY, LA, MS, NJ, NM, OH, OK, RI, WA	—	—	AL, IA, MA, ME, OK, TX	AK, AZ, CA, CT, DE, DC, HI, ID, KS, MI, MN, NC, NH, SC, VA, VT, WV, WY
会诊	FL, WV	DE, DC, GA, IN, KY, NJ, NM, OH, RI, WA	—	CA, HI, MN	AL, FL, IA, LA, MA, ME, NJ, OH, OK, RI, TX	AZ, CA, CT, DE, DC, HI, ID, IA, KS, MI, MN, NC, NH, OR, OK, SC, VA, VT, WV
定期复查	FL	AL, AK, DE, DC, FL, GA, IA, KY, LA, MS, NJ, NM, OH, OK, RI, WA	—	—	MA, ME, OK, RI, TX	AK, AZ, CA, CO, CT, DE, DC, HI, ID, IA, KS, MI, MN, NC, NH, OH, OK, SC, VA, VT, WV, WY

（续表）

	要求			建议		
	法规	准则	指南	法规	准则	指南
知情同意书		AL, AK, DE, FL, GA, IA, KY, NJ, OH, OR, RI	SC	—	LA, MA, ME, OK, OR, TX	AK, AZ, CA, CT, DE, DC, HI, ID, KS, MI, MN, NC, NH, OH, VA, VT, WV, WY
治疗协议书	FL	DE, DC, FL, GA, IN, KY, NJ, NM, RI, WA	SC	—	AL, IA, MA, ME, OK, RI, TX, WA	AZ, CA, CO, CT, DE, DC, HI, ID, KS, MI, MN, NC, NH, OH, OK, VA, VT, WV, WY
处方监控项目	WV	IN, KY, MS, NM, RI, TN	SC, VT	—	IA, ME, WA	AZ, CA, CO, DC, ID, OH, OK, OR, VT, WV
讨论风险/获益比	FL, MN	DE, DC, FL, IN, IA, KY, NM, OH, OK, OR, RI, WA	—	—	LA, MA, ME, OR, TX	AZ, CA, CO, DE, DC, HI, ID, IA, KS, MI, MN, NC, NH, OK, SC, WV
失药与"散管控"	WV	MS, NJ, NM, OH, RI, TN, WA	OK, VA, VT, WV, WY	—	AL, FL, IA, MA, ME	AK, CA, CT, DE, DC, HI, ID, IA, KS, MN, NC, OK, SC, WV

（续表）

	要求			建议		
	法规	准则	指南	法规	准则	指南
医师资质	WV	GA, MA, MS, OH, RI, TN, WA	—	—	—	—
教育	MI, NM, SC	IA, KY, MA, MS, NM, OH, RI, TN, TX	VT	—	OH, WA	—
癌痛/非癌痛差异性	NM	IN, KY, LA, MS, M, OH, WA	RI, VT	—	SC	AZ, CA, CO, DC, DE, ID, NC, OK, WV
过渡性治疗	—	GA, RI	—	—	—	NC, OK, SC, VA, VT, WV
其他	MO, ND, NH	GA, IN, NJ, NM, OH, OK, TN, WA	TN, WA, KS, NH, SC	AK, CA, NE, OK	FL, ME, TX, WA	AK, CA, CO, NC, OK, OR, SC, VA, VT, WV, WY

评估要求

撰有评估条文的多数政策,一般都要求临床医师恰当评估患者疼痛状况,并做出与之相符的临床诊断。有些政策具体列出了要求评估的细节,还有些政策可能是回应药厂要求,评估内容很少。亚利桑那及加州医学委员会发布的指南十分详尽[14,15],均建议临床医师对患者疼痛状况进行全面的生物-心理-社会评估,同时评估药物滥用/误用风险,两个指南都列出了可能用到的具体评估工具,尤其加州指南还附录了实用工具。指南如此详细有致评估医师不经意间错过 1 个或 2 个方面的风险,当然更有可能成其为可用资源。

尿检

28 个州及华盛顿特区政策建议,将 UDT 作为患者是否依从处方药治疗方案的监测方法,是否在使用处方药同时又使用非法的非处方药。出台的多数政策都是一般性陈述,仅建议用于阿片类药物滥用高危患者。

疼痛管理近来有将 UDT 作为标准监测方法的趋势,所有患者都不定时测定,具体频次与类型取决于其评估的风险程度。在含有 UDT 条文的医学委员会政策中,亚利桑那、爱达荷、印第安纳、肯塔基、北卡罗来纳、南卡罗来纳和西弗吉尼亚等州医学委员会政策最为详尽[12,15-20],明确包括测试类型、适宜环境、测试原因等细节,并探讨了 UDT 在医学上与法医学等学科之间的差异,但均未涉及测试方案。相较之下,佐治亚州综合医学委员会的疼痛管理准则规定[21],若患者连续服用Ⅱ或Ⅲ类管控药物超过 90 天,必须每年至少检查 4 次"体液分析(药物筛查)",除非是终末期慢性疼痛或疗养院或临终关怀医院患者。

鉴于 UDT 费用及潜在的不当应用[22,23],各委员会有望在今后数年提出更为具体的建议性测试方案。

会诊与转诊

数十项州政策普遍都有在某些情况下邀请会诊与转诊的相关条款。有此条文的政策几乎都提到:精神障碍患者须请精神卫生专家会诊;镇痛不良应请疼痛管理专家会诊;部分政策还建议请涉及疼痛诊断或疑似病因相关专家会诊(如关节炎患者请风湿病专家)。

与其他条款一样,许多政策都有很具体的会诊建议。南卡罗来纳州医学检查、牙科和护理委员会在其联合疼痛管理指南中建议[19],"对于病情复杂或高危患者,若确认最佳治疗方法是阿片类药物,应尽量请心理学、精神病学及成瘾治疗专家……会诊",问题是指南没有界定"病情复杂""高危"具体含义,这种模棱两可建议有可能导致从业人员理解上出现混淆。

罗德岛卫生部门发布的疼痛管理准则建议[24]，这类患者转诊到"其他专业人员处，如脊神经康复师、针灸师、行为健康人员及理疗师"处，随后要求，若患者阿片类药每日用量大于 120 mg 口服吗啡等效剂量（MEDs），经治医师需记录疼痛管理专家会诊意见。

最后，华盛顿州医疗质量保障委员会出台的规范要求，成人达到 120 mg 口服 MEDs 时宜会诊，除非存在以下情形[25]：① 镇痛良好、功能稳定；② 用量正在逐渐缩减，但仍高于阈值；③ 处方医师具有疼痛管理专家资质。

对于滥用、误用或扩散等高危疑似患者，很多政策建议会诊/转诊，虽不难想到，请专门从事滥用与成瘾的精神专科医师会诊/转诊应该是个不错的选择，实际目前尚不明了哪类医师最理想。

定期复查

多数政策都有要求临床医师定期随访疼痛患者的相关条款，以评估治疗进展及药物相关不良事件情况，如滥用或成瘾。其中有两个州的监管政策较有特色，这里提一下。

阿拉斯加医学委员会指南[26]在强调定期复查重要性的基础上，又专门指出："药物假日对于评估复发或戒断症状很重要。"药物假日是指疼痛管理上中止用药（停用 1 天利于减轻耐受性提高疗效）的理念，本文在检审范围内未见其他政策述及此概念。

另一项值得提及的政策是佐治亚州综合医学委员会疼痛管理准则[21]。患者连续 90 天服用 II 类或 III 类管控药品治疗慢性疼痛，须签署书面治疗协议书，协议规定患者在治疗期间每 3 个月至少随诊 1 次、每 3 个月 UDT 检查 1 次，显然委员会拟通过此方式强调临床医师应定期、严密监控此类患者。

知情同意书

32 个州及华盛顿特区政策多倾向于建议性、并非强制性签署知情同意书，患者一般性知情同意正在应用阿片类药物或其他管控药品治疗。这方面有两个州的医学委员会条文较特殊。

阿肯色州出台的疼痛管理准则[27]明确：临床医师若为非"癌痛或终末期"患者开具 6 个月以上 II～V 类管控药品（曲马朵除外），按重大过失或渎职论处，除非满足若干条件，其中一条是："疑似滥用管控药品的他或她……签署过书面知情同意书"。该条文颇令人费解，一是仅要求滥用高危病人签署；二是条文目的未予充分说明，也不清楚承认滥用并签署过同意书的患者是否会因此而最终有效停止滥用行为。

加州医学委员会发布的指南相关条文也较特殊[14]，除了建议就诊患者签署知情同意书外,尚要求临床医师指导患者及其家属"安全存放与丢弃药物方法"。虽然近年有关药物安全存放与丢弃的讨论甚多,但该政策先将其置于知情同意书中也是绝无仅有的。

治疗协议书

普遍认为,治疗协议书(有时被误称为"阿片类药契约或疼痛合同")是一种能在最大程度上降低阿片类药物误用、滥用与扩散风险的举措,尽管缺乏证据支撑[28]。本文入组政策中有 37 项涉及该条款,多数政策都指出治疗协议应阐明患者用镇痛药可以做什么、不能做什么,以及违反协议带来的各种后果;有些政策还含有医师对患者负责的条文(如若医师不在,可找另一位处方医师)。深入了解疼痛管理治疗协议现状,敬请参阅由"疼痛管理联盟国家战略"出版的政策要览[29]。

在入组政策中,爱荷华医学实践与伦理准则委员会[30]强烈建议:"临床医师为慢性疼痛患者开具 90 天以上的管控药品,若患者属于高危滥用或扩散者,应签署书面治疗协议书,如不签署,他或她(医师)必须阐明并记录理由"。同样,肯塔基医学执业委员会出台的管控药品处方与配发准则要求[17],若临床医师决定给疑似非法扩散管控药品患者开具处方,须签署"符合职业准则"的处方协议。这样的条款有可能导致医师执行治疗协议模板宽松不一,因为目前尚未制定出处方协议的职业准则。

医师资质

入组政策中有 9 项明确了从事疼痛管理服务的医师资质要求,其中西弗吉尼亚州系以法规标准形式颁布的[31],其他则以准则形式体现。除马萨诸塞州外[32],其余各州政策规定持有疼痛医学委员会证书或经其亚专业认证的医师,须符合以下准入标准:

- 在疼痛管理诊所工作(佐治亚与密西西比州)[21,33]
- 拥有一家疼痛管理诊所(西弗吉尼亚与俄亥俄州)[31,34]
- 担任一家疼痛管理诊所的医务主任(田纳西州)[35]
- 依据各州准则具有为疼痛管理专家资质(罗得岛与华盛顿)[24,25]

有些州政策在医师资质认定上另行规定,如持有经认证的资质证书、完成特定培训课程或完成一定数量的特定继教项目。马萨诸塞州法令[32]规定所有医师都必须完成 3 个小时的疼痛管理继教课程才能获得或重新注册执业证。

剂量阈值与治疗时限

在各州疼痛管理政策中,争议最大的条款是阿片类镇痛药的剂量阈值(阈剂量），若处方量达到或超过该值，则有可能面临监管措施的惩戒。率先规定阈剂量的是华盛顿州政府医疗主管部门，在其前述的指南[9]及随后的处方准则中都作了明确，条款的本意是确保临床医师开具大剂量阿片类药时利大于弊，问题是，有些处方医师将此视为最高限量；而有些医师又担心不经意间超出阈剂量面临惩戒，而不开阿片类药。近期有学者就此类条款的利弊进行了综述[36]。

附有阈剂量条文的政策，有些非常简练有些又复杂详尽。简练版的代表是加州指南[14]，仅述及剂量超过 80 mg MEDs 应小心，建议请疼痛专家会诊；而科罗拉多州[37]指南指出，剂量超过 120 mg MEDs 十分危险，并建议采取保障措施、会诊或转诊。此外，罗得岛的准则也相对简练[24]，提到高于 120 mg MEDs 须考虑转诊至疼痛管理专家，并要在病历中说明。

佛蒙特州的准则[38]从强调阈剂量转向强调治疗时限，要求经治医师开始使用阿片类药时，应告知患者此为试验性疗法且时限不超过 90 天，其后，唯有在评估有所获益基础上，才可继续治疗。

田纳西与新泽西州准则都规定，医师在处方超过一定数量时应做出合理解释。田纳西州要求[35]疼痛诊所医师开具阿片类处方药超过 72 个小时须说明并记录原因，初级保健等医疗机构则不受此约束。新泽西州要求阿片类处方药超过 120 mg MEDs 或 30 天时，处方医师应就用量、时限做出说明[39]，除非有特殊情况，否则不得超出；采用个体化治疗方案且观测指标客观时，可以超过 120 mg MEDs，但要求记录；治疗时限超过 30 天须通过植入泵泵注或者符合联邦处方准则相关要求。

华盛顿、印第安纳、俄亥俄及南卡罗来纳州政策相关条款复杂详尽。华盛顿指南要求[25]，阿片类处方药量大于 120 mg MEDs、患者疼痛/功能状况不稳定且无法减量时，需请疼痛管理专家会诊。印第安纳准则指出阿片类处方药每日用量大于 60 mg MEDs 时，处方医师须面对面地对患者重新评估并考虑转诊至疼痛管理专家处，制定新的治疗方案与具体目标。俄亥俄州政策阐述较详细[40]：若非终末期疾患患者连续 3 个月服用 80 mg MEDs 以上，医师须重新签署知情同意书，并全面评估、记录患者疼痛/功能状况及治疗进展情况；查对国家处方监测项目数据库；签署治疗协议书；请相关专家会诊，并评估滥用可能。南卡罗来纳准则[19]基本上采纳了俄亥俄州条款，但置于建议性指南中，而非强制性政策。

除当前现有的监管政策外，有些州还以立法形式界定了阈剂量，如超过则须采取各种举措。这里提请决策者在制定法令法规时虑及以下几个现状，包括：

1. 迄今尚无转归数据表明，阈剂量可有效减少阿片类药物过量致死、改善滥用/误用/扩散局面。

2. 政策规定的阈剂量对医疗合理使用阿片类药物的影响程度，尚待进一步评估。

3. 正如在华盛顿州进行的调查结果显示,能满足政策要求有会诊资质的疼痛管理专家数量有限[41]。

此外,个体对阿片类药物某一剂量反应性的差异及等效剂量上也面临诸多挑战。个体间差异意味着临床医师需采用个体化治疗方案,因为每个患者呈现出来的反应性,都是个体对某一特定阿片类药特定用量阳性与阴性反应的总和,这就要求临床应具有一定的弹性,若规定某一剂量对应采取某一举措,无疑会限制其灵活性,该剂量(甚至还更低)对应的举措对于一些患者来说是合适的,而对于另外的患者来说,强制性或建议性的举措就有可能给医患关系带来不必要的损害。完善相关条款并证明确实在预期效果与负面影响之间取得了恰当的平衡点,尚有很长的路要走。

讨论

疼痛医学实践相关政策正大量颁布,每个州都至少发布了一项以上,是到了出台政策的政府机构与学术研究人员联合评估其有效性的时候了,应评估预期效果(减少阿片类药物滥用、成瘾及相关过量致死)和负面意外影响(对合理医疗需求、可从中获益患者的制约)两个方面,而引导决策者修订政策,以达最大化预期效果、最小化负面影响的目标——正如安全使用阿片类药缓解疼痛政策的初心那样。从某种意义上说,人们真正需要的是基于实效的疼痛管理和循证的政策制定。

致谢

特别感谢法学博士希瑟·格雷(Heather Gray)对疼痛政策数据库的维护,为撰写本文奠定了基础。

(王玲玲　翻译　徐昕明　审校)

参考文献

[1]　US Centers for Disease Control and Prevention. Injury prevention and control: prescription drug overdose. Data overview. 2015. Available at: http://www.cdc.gov/drugoverdose/data/index.html. Accessed November 16, 2015.

[2]　US Centers for Disease Control and Prevention. Vital signs: overdoses of prescription opioid pain relievers — United States, 1999 - 2008. MMWR Morb Mortal Wkly Rep 2011; 60(43): 1487 - 1492.

［3］ US Centers for Disease Control and Prevention. What states need to know about the epidemic. 2015. Available at：http：//www.cdc.gov/drugoverdose/epidemic/states.html. Accessed November 16，2015.

［4］ Federation of State Medical Boards（FSMB）. Model guidelines for the use of controlled substances for the treatment of pain. Washington，DC：The Federation；1998.

［5］ Federation of State Medical Boards（FSMB）. Model policy for the use of controlled substances for the treatment of pain. Washington，DC：The Federation；2004.

［6］ Federation of State Medical Boards（FSMB）. Model policy for the use of opioid analgesics in the treatment of pain. Washington，DC：The Federation；2013.

［7］ Fishman SM. Responsible opioid prescribing：a clinician's guide. Washington，DC：The Federation of State Medical Boards（FSMB）；2007.

［8］ Fishman SM. Responsible opioid prescribing：a clinician's guide. 2nd edition.Washington，DC：The Federation of State Medical Boards（FSMB）；2014.

［9］ Washington State Agency Medical Directors' Group. Interagency guideline on prescribing opioids for pain. 2015. Available at：http：//www.agencymeddirectors.wa.gov/Files/2015AMDGOpioidGuideline.pdf. Accessed November 16，2015.

［10］ Ostrom CM，Williams LC. New state pain-medication law has doctors and patients nervous. Seattle Times 2010. Available at：http：//www.seattletimes.com/seattle-news/new-state-pain-medication-law-has-doctors-and-patients-nervous/. Accessed November 16，2015.

［11］ State of Washington. Engrossed substitute house bill 2876：pain management — adoption of rules. 2010. Available at：http：//apps.leg.wa.gov/documents/billdocs/2009 - 10/Pdf/Bills/Session%20Laws/House/2876 - S.SL.pdf. Accessed November 16，2015.

［12］ Indiana Code x 844 - 5 - 6 - 4；2015.

［13］ Oregon Medical Board. Statements of philosophy：pain management. 2013. Available at：http：//www.oregon.gov/omb/board/philosophy/Pages/Pain-Management.aspx. Accessed November 16，2015.

［14］ Medical Board of California. Guidelines for prescribing controlled substances for pain. 2014. Available at：http：//www.mbc.ca.gov/licensees/prescribing/pain_guidelines.pdf. Accessed November 16，2014.

［15］ Arizona Medical Board. Reference for physicians on the use of opioid analgesics in the treatment of chronic pain，in the office setting. 2014. Available at：http：//www.azdhs.gov/documents/audiences/clinicians/clinical-guidelines-recommendations/prescribing-guidelines/141121-opiod.pdf. Accessed November 16，2015.

［16］ Idaho Medical Board. Policy for the use of opioid analgesics in the treatment of chronic pain. 2013. Available at：https：//c.ymcdn.com/sites/www.idahopa.org/resource/resmgr/Docs/ModelPolicyUseofOpioidAnalge.pdf. Accessed November 16，2015.

［17］ Kentucky Rev. Stat. Ann. x 201.9 - 260.

［18］ North Carolina Medical Board. Policy for the use of opiates for the treatment of pain. 2014. Available at：http：//www.ncmedboard.org/images/uploads/other_pdfs/Policy_for_the_Use_of_Opiates_for_the_Treatment_of_Pain_June_4_2014.pdf. Accessed November 16，2015.

［19］ South Carolina Board of Medical Examiners. Joint revised pain management guidelines approved by the South Carolina boards of medical examiners，dentistry,and nursing. 2014. Available at：http：//www.llr.state.sc.us/POL/Medical/PDF/Joint _ Revised _ Pain _ Management_Guidelines.pdf. Accessed November 16，2015.

［20］ West Virginia Board of Medicine. Policy for the use of opioid analgesics in the treatment of chronic pain. 2013. Available at：https：//wvbom.wv.gov/download _ resource.asp? id59. Accessed November 16，2015.

[21] Georgia Code Ann. x 360 - 3 -.06.

[22] Weaver C, Mathews AW. Doctors cash in on drug tests for seniors, and Medicare pays the bill. Wall Street Journal 2014. Available at: http://www.wsj.com/articles/doctors-cash-in-on-drug-tests-for-seniors-and-medicare-pays-the-bill-1415676782. Accessed November 16, 2014.

[23] Weaver C, Mathews AW. Lab nears settlement over pricey Medicare drug tests.Wall Street Journal 2015. Available at: http://www.wsj.com/articles/lab-nearssettlementover-pricey-medicare-drug-tests-1434326131. Accessed November 16, 2015.

[24] 6 Rhode Island Gen. Laws Ann. x 31 - 2 - 6: 3.9.

[25] Washington Admin. Code x 246 - 919 - 860.

[26] Alaska State Medical Board. Board issued guidelines: prescribing controlled substances. 1997. Available at: https://www. commerce. alaska. gov/web/portals/5/pub/MED _ Guide _ Prescribing_Controlled_Substances.pdf. Accessed November 16, 2015.

[27] Arkansas State Medical Board. Regulation No. 2. 2012. Available at: http://www. armedicalboard.org/professionals/pdf/mpa.pdf. Accessed November 16, 2015.

[28] Starrels JL, Becker WC, Alford DP, et al. Systematic review: treatment agreements and urine drug testing to reduce opioid misuse in patients with chronic pain. Ann Intern Med 2010; 152: 712 - 720.

[29] Payne R, Twillman R. Policy brief: opioid treatment agreements or "contracts": proceed with caution. 2014. Available at: http://www. painsproject. org/wp/wpcontent/uploads/2014/05/pain-policy-issue4-e-mailable.pdf. Accessed November 16, 2015.

[30] Iowa Admin. Code. x 653 - 13.2(148, 272C): Standards of practice — appropriate pain management.

[31] West Virginia Code x 16 - 5H - 4.

[32] Massachusetts 243 CMR x 2.02.

[33] Mississippi Code Ann. x 30 - 17 - 2640: 1.15.

[34] Ohio Admin. Code x 4731 - 29 - 01.

[35] Tennessee Department of Health Rules, Chapter 1200 - 34 - 01.

[36] Ziegler SJ. The proliferation of dosage thresholds in opioid prescribing policies and their potential to increase pain and opioid-related mortality. Pain Med 2015; 16(10): 1851 - 1856.

[37] Colorado Department of Regulatory Agencies. Policy for prescribing and dispensing opioids. 2014. Available at: https://drive. google. com/file/d/0B-K5DhxXxJZbd01vVXdTTklZLVU/view. Accessed November 16, 2015.

[38] Vermont Board of Medical Practice. Policy on the use of opioid analgesics in the treatment of chronic pain. 2014. Available at: http://healthvermont.gov/hc/med_board/documents/opioid_pain_treatment_policy.pdf. Accessed November 16, 2015.

[39] New Jersey Admin. Code x 13: 35 - 7.6.

[40] State Medical Board of Ohio. Guidelines for prescribing opioids for the treatment of chronic, non-terminal pain. 2013. Available at: http://www.opioidprescribing.ohio.gov/PDF/oarrs/Print_Prescribing_Guidelinesfor%20.pdf. Accessed November 16, 2015.

[41] Franklin GM, Fulton-Kehoe D, Turner JA, et al. Changes in opioid prescribing for chronic pain in Washington state. J Am Board Fam Med 2013; 26(4): 394 - 400.